CB051229

Melhores Práticas no
CUIDADO AO IDOSO
Hospitalizado

Melhores Práticas no CUIDADO AO IDOSO Hospitalizado

Autores

Adriana Fátima Dutra

Daniel Apolinário

Siomara Tavares Fernandes Yamaguti

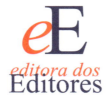
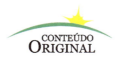

©TODOS OS DIREITOS RESERVADOS À EDITORA DOS EDITORES LTDA.
©2025 - São Paulo
Produção editorial: *Visão Editorial*
Capa: Kadu Barriani
Imagens da obra pertencem ao acervo pessoal dos autores. Quando necessário, outras fontes foram citadas pontualmente.

```
      Dados Internacionais de Catalogação na Publicação (CIP)
                (Câmara Brasileira do Livro, SP, Brasil)

    Dutra, Adriana Fátima
       Melhores práticas no cuidado ao idoso
    hospitalizado / Adriana Fátima Dutra, Siomara
    Tavares Fernandes Yamaguti, Daniel Apolinário. --
    1. ed. -- São Paulo : Editora dos Editores,
    2024.

       Bibliografia.
       ISBN 978-65-6103-050-2

       1. Idosos - Aspectos psicológicos 2. Idosos -
    Avaliação funcional 3. Idosos - Cuidados e
    tratamento 4. Idosos - Cuidados médicos
    I. Yamaguti, Siomara Tavares Fernandes.
    II. Apolinário, Daniel. III. Título.

24-227161                                          CDD-362.6
```

Índices para catálogo sistemático:

1. Idosos : Cuidados : Bem-estar social   362.6

Aline Graziele Benitez - Bibliotecária - CRB-1/3129

RESERVADOS TODOS OS DIREITOS DE CONTEÚDO DESTA PRODUÇÃO.
NENHUMA PARTE DESTA OBRA PODERÁ SER REPRODUZIDA ATRAVÉS DE QUALQUER MÉTODO, NEM SER DISTRIBUÍDA E/OU ARMAZENADA EM SEU TODO OU EM PARTES POR MEIOS ELETRÔNICOS SEM PERMISSÃO EXPRESSA DA EDITORA DOS EDITORES LTDA, DE ACORDO COM A LEI Nº 9610, DE 19/02/1998.

Este livro foi criteriosamente selecionado e aprovado por um editor científico da área em que se inclui. A *Editora dos Editores* assume o compromisso de delegar a decisão da publicação de seus livros a professores e formadores de opinião com notório saber em suas respectivas áreas de atuação profissional e acadêmica, sem a interferência de seus controladores e gestores, cujo objetivo é lhe entregar o melhor conteúdo para sua formação e atualização profissional.

Desejamos-lhe uma boa leitura!

EDITORA DOS EDITORES
Rua Marquês de Itu, 408 — sala 104 — São Paulo/SP
CEP 01223-000
Rua Visconde de Pirajá, 547 — sala 1.121 — Rio de Janeiro/RJ
CEP 22410-900

+55 11 2538-3117
contato@editoradoseditores.com.br
www.editoradoseditores.com.br

Autores

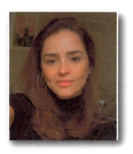

Adriana Fátima Dutra
Graduação em Enfermagem pela Faculdade Santa Marcelina (FASM). Pós-Graduação em Cardiologia pela Universidade Federal de São Paulo (UNIFESP). Especialista em Enfermagem Gerontológica pela UNIFESP. Enfermeira especialista responsável pelo Programa Idoso Bem Cuidado na Associação Beneficente Síria – Hospital do Coração (Hcor).

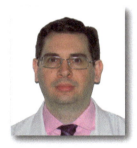

Daniel Apolinário
Geriatra. Doutor em Ciências pelo Departamento de Neurologia da Faculdade de Medicina da Universidade de São Paulo (FMUSP). Gerente de Práticas Médicas da Associação Beneficente Síria – Hospital do Coração (Hcor).

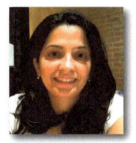

Siomara Tavares Fernandes Yamaguti
Graduação em Enfermagem pela Faculdade de Enfermagem e Obstetrícia de Adamantina-SP. Especialização em Cuidados Intensivos da Escola de Enfermagem da Universidade de São Paulo (USP). Especialização Enfermagem em Cardiologia pela Universidade Federal de São Paulo (UNIFESP). Especialização Enfermagem na Formação de Docentes para o ensino Profissional em Enfermagem da Faculdade de Educação São Luis. Mestre em Ciências pela Escola de Enfermagem da USP. Especialização em Ciência da Melhoria – *Institute for Healthcare Improvement* (IHI). Doutora em Ciências pela Escola de Enfermagem da USP. Gerente de Práticas Assistenciais, Educação Assistencial e Programas Clínicos. Vice-Coordenadora e Tutora da Residência Multiprofissional da Associação Beneficente Síria – Hospital do Coração (Hcor).

Colaboradores

Anneliz Marini P. Perri dos Santos
Psicóloga Clínica e Hospitalar. Especialista em Psicologia da Saúde e Hospitalar pela Faculdade de Medicina de São José do Rio Preto. Aperfeiçoamento em Psicologia da Saúde pela Faculdade de Medicina de Botucatu (HCFMB). Especialista em Saúde do Adulto e do Idoso e em Ciências da Saúde pela HCFMB.

Bárbara Mendes de Santi
Fisioterapeuta pelo Centro Universitário de Rio Preto (UNIRP). Especialista em Fisioterapia Cardiovascular pelo Hospital do Coração (Hcor). Pós-Graduanda em Fisiologia do Exercício e Treinamento Resistido na Saúde, na Doença e no Envelhecimento pelo Hospital das Clínicas da Faculdade de Medicina da Universidade de São Paulo (HCFMUSP).

Cinthia Mucci Ribeiro
Mestre em Cardiologia pela Universidade Federal de São Paulo (UNIFESP). Especialista em Fisioterapia em Terapia Intensiva Adulto pela Associação Brasileira de Fisioterapia Cardiorrespiratória e Fisioterapia em Terapia Intensiva/Conselho Federal de Fisioterapia e Terapia Ocupacional (ASSOBRAFIR/COFFITO). Especialista em Fisioterapia Cardiorrespiratória pelo Hospital do Coração (Hcor). Especialista em Fisioterapia Neurofuncional pelo Centro Universitário Claretiano. Fisioterapeuta Preceptora do Curso de Graduação em Fisioterapia da Universidade Nove de Julho (Uninove). Fisioterapeuta Supervisora da Linha Crítica do Hcor.

Evelin Simão Sanches
Assistente Social da Associação Beneficente Síria – Hospital do Coração (Hcor), Especialista em Saúde Coletiva com Ênfase em Saúde da Família.

Fabíola da Silva Ogino
Assistente Social da Associação Beneficente Síria – Hospital do Coração (Hcor), focada na medicina ocupacional, especialista em Saúde Pública com Ênfase na Estratégia Saúde da Família.

Jessica Tasselli
Graduação em Psicologia pelo Centro Universitário Faculdades Metropolitanas Unidas (FMU). Aprimoramento em Psicologia Hospitalar e da Saúde no Hospital São Luiz- Morumbi. Especialista em Psicossomática Psicanalítica – Corpo e Clínica Contemporânea, no Instituto Sedes Sapientiae. Aperfeiçoamento em Psicologia e Psicopatologia da Perinatalidade no Instituto Sedes Sapientiae.

José Ribamar do Nascimento Júnior
Fonoaudiólogo pelo Centro Universitário de João Pessoa (UNIPÊ). Diretor do Instituto de Gerenciamento em Fonoaudiologia e Deglutição (IGD-SP). Especialista em Disfagia pelo Conselho Federal de Fonoaudiologia (CFFa). Mestre em Ciências na Área de Oncologia pela Fundação Antônio Prudente A.C. Camargo Câncer Center. MBA em Qualidade e Segurança do Paciente pelo ID'Or. Pós-Graduação em Liderança e Inovação pela Fundação Getulio Vargas (FGV). Responsável Técnico-Científico do setor de Fonoaudiologia do Hospital do Coração (HCor).

Juliana Guedes Simões
Graduada em Nutrição pelo Centro Universitário São Camilo. Especialista em Vigilância Sanitária dos Alimentos pela Faculdade de Saúde Pública da Universidade de São Paulo (USP). MBA em Gestão de Serviços de Saúde. Gerente de Nutrição do Hospital do Coração (HCor).

Juliana Souza Santos
Graduada em Nutrição pelo Centro Universitário pelo Serviço Nacional de Aprendizagem Comercial (Senac). Pós-Graduada em Nutrição Esportiva – Centro de Estudos de Fisiologia do Exercício e Treinamento (CEFIT). Pós-Graduada em Nutrição Aplicada a Terceira Idade – Centro Universitário São Camilo. Nutricionista Clínica do Hospital do Coração (HCor).

Laura Dutra Carraro
Fisioterapeuta graduada pela Universidade de Franca (UNIFRAN). Especialista em Fisioterapia Hospitalar pelo Hospital Israelita Albert Einstein. Especialista em Reabilitação Cardiovascular pelo Instituto Dante Pazzanese de Cardiologia. Especialista em Fisiologia e Prescrição do Exercício Clínico pela Faculdade Estácio de Sá. Coordenadora de Reabilitação Hospital do Coração (HCor).

Lilian de Carla Sant Anna
Nutricionista Graduada pelo Centro Universitário São Camilo. Especialista em Nutrição Humana aplicada à Prática Clínica pelo Instituto de Metabolismo e Nutrição. Especialista em Terapia Nutricional pela Sociedade Brasileira de Nutrição Enteral e Parenteral (SBNPE). *Green Belt* pela Metodologia Lean Six Sigma. Especialista em Nutrição Clínica no Hospital do Coração (HCor).

Lucíola Pontes Leite de Barros
Médica Oncologista do Hospital do Coração (Hcor). Representante Nacional da Sociedade Internacional de Oncogeriatria.

Mitsue da Silva Hatanaka
Bacharel em Enfermagem pelo Centro Universitário Unisant´anna. Pós- Graduação em Cardiologia e Hemodinâmica Centro Universitário das Faculdades Unidas (FMU). Pós-Graduação em Gerenciamento de Enfermagem: Liderança e Serviços de Enfermagem Faculdade Santa Marcelina (FASM). Pós-Graduada em Estomaterapia pelo Universidade de Taubaté (UNITAU). Membro pleno da Associação Brasileira de Estomaterapia (SOBEST). Responsável Técnica pelo Grupo de Atenção à Pele – Hospital do Coração (HCor).

Ricardo T. Prete
Enfermeiro Coordenador Técnico-Administrativo da Equipe Multiprofissional de Terapia Nutricional (EMTN) do Hospital do Coração (Hcor). Especialista em Terapia Nutricional Enteral e Parenteral pela BRASPEN (*Brazilian Society of Parenteral and Enteral Nutrition*). Pós-Graduado em Terapia Intensiva pela Faculdades Metropolitanas Unidas (FMU). Membro do Conselho Consultivo da BRASPEN. Mestrando em Ciências da Saúde pela Universidade de São Paulo (USP).

Silvia Maria Cury Ismael
Psicóloga Clínica e Hospitalar. Doutora em Ciências pela Faculdade de Medicina da Universidade de São Paulo (FMUSP). Gerente de Saúde Mental do Hospital do Coração (Hcor). MBA Executivo em Saúde pela Fundação Getulio Vargas (FGV). Especialista em Controle do Tabagismo pela *Johns Hopkins Bloomberg School of Public Health*.

Tatiane Andrade Alvarez
Gerontóloga e Assistente Social. Mestre em Ciências pelo Programa de Pós-Graduação em Gerontologia da Universidade de São Paulo (USP). Diretora da Associação Brasileira de Gerontologia (ABG). Pesquisadora convidada da Universidade Católica de Brasília e Docente convidada do Curso de Pós-Graduação em Gerontologia da Universidade Santo Amaro (UNISA) e Santa Casa de São Paulo.

Tatiane Glória da Mota
Enfermeira Especialista em Dor do Hospital do Coração (Hcor). Pós-Graduação *Latu Senso* em Dor pelo Centro de Ensino Albert Einstein/Administração Hospitalar pelo Centro Universitário São Camilo e Enfermagem em Nefrologia pela Universidade Federal de São Paulo (Unifesp).

Thamires Cabral Diniz
Nutricionista Clínica Graduada pelo Centro Universitário São Camilo, aprimorada em Transtornos Alimentares pela Ambulim – Hospital das Clínicas da Faculdade de Medicina da Universidade de São Paulo (HCFMUSP). Especializada em Cuidados em Saúde ao Paciente Crítico pelo ICHC – HCFMUSP e em Nutrição Aplicada à Terceira Idade pelo Centro Universitário São Camilo.

Mensagem Especial

Mudanças na estrutura demográfica trazem uma série de desafios, para os quais nossa sociedade não está preparada. De acordo com os dados da OCDE (Organização para a Cooperação e Desenvolvimento Econômico), o número de idosos poderá ultrapassar os 65 milhões, até o ano de 2050.

A longevidade está diretamente relacionada aos avanços científicos, tecnológicos e melhora da qualidade de vida, através da medicina preventiva.

Diante desse cenário, é evidente a preocupação dos gestores de saúde, das redes pública e privada, em encontrar meios para o atendimento dessa demanda.

O modelo de atenção à saúde do idoso, deve ser baseado em uma linha de cuidado com foco em ações de educação, promoção da saúde, prevenção de doenças, cuidado integrado e reabilitação. Estudos evidenciam que a atenção ao idoso deve ser organizada de forma integrada, com cuidados coordenados ao longo de sua jornada assistencial, através de processos bem desenhados e monitoramento contínuo.

Eu, Fumico Sonoda, 83 anos, estou vivendo um envelhecimento bem sucedido, devido ao autocuidado que pratiquei durante toda minha vida. Cuidar do corpo, mente e espírito, me permitiram envelhecer com dignidade. Apesar da idade, trabalho intensamente, sou ativa e capaz. Participo de projetos pessoais, profissionais e familiares com energia e vigor. Considero ser essa, uma boa fase da vida, onde posso reconhecer os ganhos e a administração das transformações que a idade me proporcionou.

Que este livro possa contribuir para o conhecimento do time assistencial no cuidado ao idoso.

Fumico Sonoda
Gerente Assistencial – Enfermeira formada há 60 anos
e atua no HCor há 46 anos.

Prefácio

O Brasil vive uma expressiva revolução em sua pirâmide etária. No período de 2010 a 2035 o número de habitantes com mais de 60 anos em nosso país vai dobrar. O que a França levou 140 anos, a Inglaterra 80 anos e os Estados Unidos 75 anos o Brasil fará em 25.

Muito provável que, em alguns anos, tenhamos a pirâmide etária dos países desenvolvidos o que, com certeza, é uma notícia muito positiva para o Brasil. Esta conquista deve ser comemorada e seus principais atores referenciados e reconhecidos: Hospitais, Universidades, Industria Farmacêutica, Profissionais de Saúde, Operadoras de planos de saúde e, sem dúvida, o mais importante de todos, o SUS - Sistema Único de Saúde do Brasil. Mesmo com todos os desafios de subfinanciamento e gestão, o SUS é uma política de Estado afirmativa e estruturante.

O ponto de reflexão é que vivemos em um país que não possui geração de riqueza (produto interno bruto) que proporcione os investimentos necessários para custear com qualidade e equidade a saúde dos brasileiros.

Nos países da Europa, o investimento per capita em saúde fica entre U$ 5.000,00 e U$ 7.000,00, nos Estados Unidos ultrapassa os US$ 10.000,00 e, no Brasil, ficamos próximos de US$ 1.000,00, que são insuficientes para cobrir os gastos de saúde com a população.

Estamos ficando mais velhos, o que, por consequência, gera um aumento de prevalência das doenças crônicas e, também, de outras patologias de maior complexidade. Durante a pandemia da Covid-19, ficou claro que um paciente com maior número de comorbidades estará mais sujeito ao agravamento de doenças respiratórias.

Somados a estes dois pontos que considero muito significativos: envelhecimento populacional rápido e a insuficiência de recursos para cobrir os gastos e investimentos necessários temos, também, uma outra questão estruturante que muito preocupa o cuidado da saúde do idoso, a coordenação eficiente do cuidado.

No SUS, temos um modelo de coordenação de cuidado mais organizado. Temos a estruturação dos programas de estratégia de saúde da família e dos sistemas de referência e contrarreferência, porém pacientes idosos (como os demais pacientes também) em situações de maior gravidade como, por exemplo, uma cirurgia cardíaca, seguem o seguinte roteiro quando não em caso de urgência: atenção primária, consulta especializada, exames diagnósticos, indicação cirúrgica e, depois de todas as etapas, são incluídos em uma fila cirúrgica, aguardando a disponibilidade de execução dos procedimentos que, quando autorizados, os paciente são referenciados para o Hospital.

Vejam as oportunidades de melhoria neste processo. Na maioria dos casos, a equipe de atenção primária não tem contato com a equipe de atenção especializada do hospital. Não parece ser óbvio que uma maior integração entre estas equipes e a existência de um prontuário eletrônico único poderiam contribuir para a qualidade do cuidado que, no caso de um paciente idoso, todo o processo requer mais atenção decorrente de doenças pré-existentes, comorbidades, medicações de uso continuo, questões psicossociais e outras que podem impactar na qualidade do cuidado?

Apesar de todas as dificuldades apontadas no sistema público, podemos afirmar que existe um planejamento estruturado do cuidado em suas diversas etapas (mesmo que não integrado), enquanto que na saúde privada, onde não temos uma estrutura de cuidado voltada à promoção e prevenção a saúde, este processo pode parecer, também, desintegrado com impactos no processo de cuidado.

Quando chegamos dentro dos nossos hospitais, organizamos o cuidado, na maioria das vezes, por especialidades em unidades dedicadas a pacientes clínicos, cirúrgicos, ortopédicos, oncológicos e outras de acordo com a vocação de atendimento de cada instituição.

Na minha visão, uma das nossas maiores oportunidades para melhorar a qualidade do cuidado é questionar a lógica que usamos para alocação dos pacientes idosos no ambiente hospitalar. Hoje, os hospitais estão com um maior número de pacientes idosos, de maior complexidade e gravidade e estes são internados na maioria das vezes em unidades de internação (leitos) vocacionadas pela característica da patologia do paciente, e não pela natureza do cuidado à pessoa idosa.

Este livro busca compartilhar conteúdos de um modelo de atenção ao cuidado centrado no paciente e nas características do paciente idoso, trazendo conceitos, técnicas, modelos e práticas que são aplicadas e vivenciadas pela equipe multiprofissional do Hcor-Hospital do Coração de São Paulo.

Além de conteúdos técnicos, a obra tem como objetivo trazer um modelo de cuidado humanizado, empático e de muito respeito aos pacientes e seus familiares, reconhecendo nestes, um papel ativo e protagonista durante todo o processo assistencial.

Trabalhamos com o conceito de experiência da pessoa humana, que integra no processo assistencial o paciente, seus familiares e os profissionais de saúde. A relação entre todos, de forma efetiva, científica e humanizada tem relação direta com os desfechos apresentados.

Temos que entender que a sociedade mudou, estamos mais velhos, mais conectados, vivemos em um país com poucos recursos e com uma importante desigualdade no acesso a serviços de saúde de qualidade.

O cuidado à pessoa idosa é e será um dos nossos maiores desafios de saúde pública e privada. Nossas instituições e os profissionais de saúde devem estar preparados para este modelo de cuidado à pessoa idosa.

Este livro é uma contribuição de uma equipe que trabalha com competência e dedicação para oferecer sempre o melhor cuidado aos pacientes e que também entrega diariamente aos nossos pacientes amor e afeto, porque entendemos que o hospital é um local onde temos gente cuidando de gente, é isso que nos motiva para sermos sempre melhores.

Fernando Andreatta Torelly
Superintendente Corporativo– CEO
Hospital do Coração
(Associação Beneficente Síria).

Apresentação

A importância da atuação e do trabalho do time assistencial

A equipe multipdisciplinar tem um papel importante no cuidado ao idoso hospitalizado, esse time corresponde a um grupo de profissionais que reconhecem a interdependência com os outros componentes e se unem para um objetivo comum a fim de atender as necessidades e expectativas do paciente e família, realizando um trabalho de caráter cooperativo, humanizado e individualizado com o propósito de alcançar os melhores desfechos.

Para termos um processo assertivo no cuidado do paciente idoso hospitalizado, precisamos ter um time assistencial que suporte todas as necessidades deste paciente.

O principal objetivo do time multidisciplinar é promover uma abordagem holística ao cuidado, considerando não apenas suas necessidades clinicas, mas também aspectos emocionais, sociais e funcionais, visto que essa é uma população que demanda muitos cuidados especializados por ser uma população mais vulnerável dentro das instituições hospitalares.

A atuação do time assistencial é de extrema relevância para que o idoso hospitalizado seja atendido de forma segura durante toda sua jornada.

É fundamental que a equipe multidisciplinar esteja envolvida, engajada no processo de cuidado. Isso é um processo de mudança cultural, de priorização para proporcionar um cuidado individualizado ao paciente conforme suas necessidades, crenças e valores, que no Hcor chamamos de **cuidado integrado centrado com foco no paciente e familia**.

A participação de todos neste processo colabora para o engajamento mútuo, paciente - família - profissionais de saúde com o intuito de resultar em um desfecho favorável, assegurando um serviço prestado com qualidade, segurança e que possa proporcionar um atendimento diferenciado e humanizado.

Em resumo, o time assistencial desempenha um papel fundamental no cuidado ao idoso hospitalizado, proporcionando educação e orientando o paciente e a família, monitorando de perto a evolução da condição de saúde e colaborando com a equipe para garantir um ambiente seguro e terapêutico para o paciente idoso.

Com o time assistencial engajado temos como objetivo propiciamos uma experiencia ao paciente dentro de sua expectativa.

Ana Lucia Capucho Lorena Abrahão
Superintendente Assistencial
Hospital do Coração – Associação Beneficente Síria

Sumário

1 Modelos de Cuidado da Pessoa Idosa Hospitalizada, 1
- Daniel Apolinário

2 Fragilidade, 5
- Adriana Fátima Dutra
- Daniel Apolinário

3 Avaliação Multidimensional da Pessoa Idosa, 11
- Daniel Apolinário

   3.1 Desempenho Cognitivo, 15
- Daniel Apolinário

   3.2 Sintomas Depressivos e Ansiosos no Idoso Hospitalizado, 18
- Silvia Maria Cury Ismael
- Anneliz Marini P. Perri dos Santos
- Jessica Tasselli

   3.3 Atividades de Vida Diária (Conceito ABVDs e AIVDs, Instrumentos de Avaliação), 25
- Tatiane Andrade Alvarez

   3.4 Avaliação de Desempenho Físico, 30
- Adriana Fátima Dutra
- Bárbara Mendes de Santi
- Laura Dutra Carraro

4 Prevenção de Quedas, 35
- Adriana Fátima Dutra
- Siomara Tavares Fernandes Yamaguti

5 *Delirium*, 41
- Adriana Fátima Dutra
- Daniel Apolinário

6 Abordagem do Paciente Idoso com Risco Nutricional, 49
- Juliana Guedes Simões
- Juliana Souza Santos
- Lilian de Carla Sant Anna
- Thamires Cabral Diniz

6.1 Indicações da Terapia Nutricional Enteral, 60
- Ricardo T. Prete

7 Prevenção de Lesão por Pressão em Pacintes Idosos, 69
- Mitsue da Silva Hatanaka

8 Prevenção de Broncoaspiração, 77
- Adriana Fátima Dutra
- José Ribamar do Nascimento Júnior

9 Contenção Mecânica, 85
- Adriana Fátima Dutra
- Siomara Tavares Fernandes Yamaguti

10 Estratégias de Estímulo à Mobilidade, 91
- Cinthia Mucci Ribeiro
- Laura Dutra Carraro

11 Estratégias para Prevenção de Iatrogênia Medicamentosa, *97*
- Daniel Apolinário
- Siomara Tavares Fernandes Yamaguti

12 Dor no Paciente Idoso, *103*
- Tatiane Glória da Mota

13 Oncogeriatria, *115*
- Lucíola Pontes Leite de Barros

14 O Contexto Social do Cuidado ao Idoso, *125*
- Evelin Simão Sanches
- Fabíola da Silva Ogino

15 Desospitalização, *135*
- Daniel Apolinário

15.1 Desafios da Desospitalização da Pessoa Idosa (Contexto Social), *140*
- Evelin Simão Sanches

Índice Remissivo, *147*

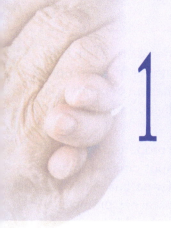

1 Modelos de Cuidado da Pessoa Idosa Hospitalizada

Daniel Apolinário

MODELOS DE CUIDADO PARA O IDOSO HOSPITALIZADO

A rápida transição demográfica observada no Brasil, trouxe como resultado, um aumento cada vez maior de internações hospitalares de pacientes idosos.

Em 2019, os indivíduos com 60 anos ou mais representavam 15,7% da população brasileira, mas foram responsáveis por 26,4% das internações no Sistema Único de Saúde (SUS).

Além de uma maior taxa de internações, os idosos apresentam maior tempo de permanência. No ano de 2019, o tempo médio de permanência foi de 6,5 dias entre os idosos, em comparação a 4,8 dias entre pacientes com até 59 anos 2. O custo atribuído a internações de pacientes idosos no SUS, que em 2009 representava 27,7% do total, saltou para 35,8% em 2019.

Essa tendência tende a acelerar nos próximos anos e impõe à rede hospitalar o desafio premente de desenvolver linhas de cuidado mais eficientes para as necessidades específicas dessa população.

Entre os conceitos importantes no planejamento da atenção ao idoso hospitalizado destaca-se a fragilidade, síndrome multifatorial caracterizada pelo desenvolvimento cumulativo de déficits e comorbidades, que em sua evolução pode cursar com a redução da força muscular, comprometimento da marcha e dependência funcional.

Entre as complicações secundárias frequentes nos idosos frágeis hospitalizados estão as reações adversas a medicamentos, deterioração do estado nutricional, queda, lesão por pressão, pneumonia aspirativa e *delirium*.

Muitos desses indivíduos sofrem contenção mecânica, medida que tem sido banalizada para facilitar o cuidado. O imobilismo durante a internação é acompanhado de uma rápida perda de massa muscular e pode resultar em dependência funcional, complicação que afeta a qualidade de vida do indivíduo e aumenta as demandas de cuidado após a alta.

Em uma revisão sistemática, Cunha et al. observaram que a proporção de idosos frágeis que não recuperou o desempenho funcional prévio após uma internação variou entre 8,5% e 48% em diferentes hospitais, a depender da qualidade das medidas preventivas utilizadas. Estratégias para prevenir complicações, promover a mobilização e oferecer recursos de reabilitação precocemente têm sido bem sucedidas na função de evitar complicações secundárias e reduzir o declínio funcional associado à internação.

Alguns programas foram desenvolvidos para apoiar as instituições hospitalares na qualificação do atendimento ao idoso hospitalizado. Entre essas iniciativas destaca-se o *Hospital Elder Life Program* (HELP), com foco na prevenção do delirium e do declínio funcional. Desenvolvido originalmente na Universidade de Yale (Estados Unidos) em 1993, atualmente o programa HELP já foi implantado em mais de 200 hospitais e reúne evidências consistentes de efetividade na melhoria de desfechos clínicos e na redução de custos. Outros programas foram desenvolvidos nessa mesma linha, como o *Nurses Improving Care for Healthsystem Elders* (NICHE), *Better Outcomes for Older adults through Safe Transitions* (BOOST) e o *Age-Friendly Health System* (AFHS).

Nesses programas, o hospital que deseja melhorar os resultados relacionados à internação de pacientes idosos adere a um pacote de melhorias, implementa protocolos baseados em evidências, integra fóruns de gestores para a troca de experiências, tem acesso a recursos de capacitação e passa a utilizar indicadores padronizados para monitorar a qualidade dos serviços.

No entanto, os programas existentes no cenário internacional permanecem restritos aos países desenvolvidos e não têm sido implantados de forma consistente nos países em desenvolvimento. Entre as características desses programas que dificultam a inclusão dos hospitais em países como o Brasil podemos citar a necessidade de investimento financeiro para a adesão, a disponibilidade dos materiais de capacitação apenas em inglês e a exigência de profissionais especializados em Geriatria e Gerontologia para desenvolver as atividades propostas.

UNIDADE GERIÁTRICA

Esse conceito é derivado das *Acute Care for Elders Units* (ACE) e das *Geriatric Evaluation and Management Units* (GEMU), amplamente difundidas na América do Norte e na Europa.

Essas unidades são dedicadas aos cuidados do idoso frágil e contam com equipe multidisciplinar especializada atuando de forma integrada e em ambiente adaptado para a pessoa idosa, com estratégias de reabilitação precoce, visão de cuidados centrados no paciente e planejamento precoce de alta. O modelo de Unidades Geriátricas já foi amplamente avaliado em ensaios clínicos controlados e se mostrou efetivo por alcançar melhores desfechos clínicos, pela melhor percepção sobre a qualidade do atendimento e pelo menor custo. Assim, muitos consideram a Unidade Geriátrica como modelo padrão-ouro no atendimento ao idoso frágil hospitalizado.

HOSPITAL SEGURO PARA A PESSOA IDOSA

Esse conceito é derivado dos modelos de *Age-Friendly Hospital*, *Elder-Friendly Hospital* e *Senior-Friendly Hospital*, muito comuns na América do Norte. A iniciativa é composta por um conjunto de ações destinadas a garantir que o paciente idoso seja atendido de forma segura em todo o hospital, sem que haja necessidade de construir uma Unidade Geriátrica ou de formar uma equipe especializada para assumir os cuidados de todos os pacientes idosos. O modelo de Hospital Seguro para a Pessoa Idosa tem diversas conformações possíveis, dependendo do nível do investimento realizado. Por conta desse modelo permear muitos ambientes, ou o hospital todo, exige grande esforço de coordenação e engajamento das lideranças dos diversos setores da instituição.

Inspirado nesses programas, o HCor desenvolveu o Programa Idoso Bem Cuidado, um modelo estruturado de melhoria dos processos assistenciais com foco na prevenção de complicações secundárias em idosos frágeis e qualidade das medidas preventivas prestadas.

A iniciativa é compatível com o conceito de segurança do paciente da Organização Mundial da Saúde (OMS), definido como redução dos riscos de danos desnecessários associados à assistência à saúde até um mínimo aceitável. É uma proposta multidisciplinar que, em vez da especialização vertical e da segmentação, propõe a disseminação horizontal do conhecimento e a construção de uma rede de segurança que permeia a jornada do paciente idoso no hospital. O programa baseia-se em um conjunto de ações que inclui reorganização de fluxos, capacitação de profissionais, implementação e revisão de protocolos, além de monitoramento de indicadores.

Esse é um passo importante na constante busca por um cuidado eficiente, através da capacitação da equipe multidisciplinar, com foco em prevenção de complicações associadas a internação hospitalar da população idosa

Bibliografia

Apolinario D, Yamaguti S TF, Dutra AF, Lara EMS, Coli RCP, Weber B. (2022). Pro-grama Hospital Seguro para a Pessoa Idosa: estudo observacional do impacto na redução de declínio funcional. Cadernos De Saúde Pública, 38(2), e00305620. https://doi.org/10.1590/0102-311X00305620.

Departamento de Informática do SUS. Sistema de Informações Hospitalares do SUS. http://tabnet.datasus.gov.br/cgi/tabcgi.exe?sih/cnv/niuf.def (acessado em 25/Ago/2020).

Fox MT, et al. Effectiveness of Acute Geriatric Unit Care Using Acute Care for Elders Components: A Systematic Review and Meta-Analysis. J. Am. Geriatr. Soc., v. 60, n. 12, p. 2237-2245, 2012.

Garcez-Leme LE, Leme MD. Costs of elderly health care in Brazil: challenges and strategies. Medical Express, São Paulo, v. 1, n. 1, p. 3-8, 2014.

Huang AR, Larente N, Morais JA. Moving Towards the Age-friendly Hospital: A Para-digm Shift for the Hospital-based Care of the Elderly. Canadian Geriatrics Journal, v. 14, n. 4, p. 100-103, 2011.

Instituto Brasileiro de Geografia e Estatística. Pesquisa Nacional por Amostra de Domicílios Contínua. https://sidra.ibge.gov.br/tabe la/6407 (acessado em 25/Ago/2020).

Palmer R, Palmer MR. The Acute Care for Elders Unit Model of Care. Geriatrics, v. 3, n. 3, p. 59.

Palmer RM, Counsell SR Landefeld SC. Acute Care for Elders Units. Dis. Manag. Heal. Outcomes, v. 11, n. 8, p. 507-517, 2003.

Parke B, Stevenson L. Creating an Elder-Friendly Hospital. Healthc. Manag. Fo-rum., v. 12, n. 3, p. 45-48, 1999.

Van Craen K, et al. The Effectiveness of Inpatient Geriatric Evaluation and Man-agement Units: A Systematic Review and Meta-Analysis. J. Am. Geriatr. Soc., v. 58, n. 1, p. 83-92.

Wong KS, Ryan DP, Liu BA. A System-Wide Analysis Using a Senior-Friendly Hospi-tal Framework Identifies Current Practices and Opportunities for Improvement in the Care of Hospitalized Older Adults. J. Am. Geriatr. Soc., v. 62, n. 11, p. 2163-2170, 2014.

2 Fragilidade

Adriana Fátima Dutra
Daniel Apolinário

DEFINIÇÃO E RELEVÂNCIA DO TEMA

O envelhecimento populacional é, sem dúvida, uma grande conquista. No Brasil, alguns fatores contribuíram para o cenário atual, dentre eles podemos destacar o avanço da medicina e a redução da taxa de fecundidade.

Os idosos são responsáveis por uma proporção cada vez maior das internações hospitalares. Os indivíduos com 60 anos ou mais já ocupam mais da metade dos leitos, com um número crescente de octogenários e nonagenários.

Na atenção à saúde, as demandas dessa população exigem novos modelos que viabilizem um cuidado integrado e mais adequado. A realidade epidemiológica atual impõe aos profissionais de saúde, a necessidade de se preparar para atender às especificidades dessa população.

Entre os conceitos importantes no que se refere à atenção ao paciente idoso hospitalizado destaca-se a fragilidade, síndrome multifatorial comum nos indivíduos de idade mais avançada.

O idoso frágil apresenta marcha cada vez mais lenta, redução progressiva da força muscular, perda involuntária de peso, fadiga e baixos níveis de atividade, com tendência ao imobilismo.

Em sua progressão, a fragilidade frequentemente se associa a outras condições como multimorbidade (presença de duas ou mais doenças crônicas), polifarmácia (uso de cinco ou mais medicamentos), comprometimento cognitivo, humor deprimido, dor crônica, déficits sensoriais e vulnerabilidade social, compondo um cenário complexo que não pode ser abordado pelo tratamento isolado de cada doença.

O idoso frágil tem reserva homeostática reduzida e maior susceptibilidade a eventos estressores, como infecções e outros quadros de agudização. Durante a hospitalização, esse idoso apresenta recuperação mais lenta e maior risco de complicações secundárias, não relacionadas ao motivo inicial da internação.

Entre as complicações mais comuns podemos citar: reação adversa a medicamento; delirium; broncoaspiração; queda; lesão por pressão; contenção mecânica; e deterioração do estado nutricional. A redução da mobilidade tipicamente associada à internação do idoso frágil é acompanhada de perda de massa muscular e de comprometimento da marcha.

Esse cenário acaba por determinar internações prolongadas, nas quais o paciente idoso apresenta declínio funcional e tem a sua qualidade de vida gravemente afetada.

Grande parte das complicações associadas à hospitalização do idoso frágil são potencialmente evitáveis, não por uma medida isolada, mas por meio da atuação de uma equipe multidisciplinar bem preparada e bem coordenada.

CONCEITO

Na definição clássica proposta por Fried et al., a síndrome da fragilidade é caracterizada por lentificação da marcha, perda ponderal involuntária, força muscular reduzida, fadiga e baixos níveis de atividade física.

Nesse modelo baseado no fenótipo físico, a presença de 3 ou mais alterações (entre as 5 avaliadas) é utilizada para definir fragilidade.

Além do modelo clássico proposto por Fried, a teoria dos déficits cumulativos, proposta por Rockwood, tem sido muito utilizada para definir fragilidade. O modelo dos déficits cumulativos apresenta uma visão mais abrangente e incorpora a ideia de que a somatória de déficits em diversos órgãos e sistemas atua para determinar a fragilidade.

Nessa abordagem mais ampla, proposta por Rockwood, contribuem para a fragilidade não apenas condições físicas, mas também fatores como declínio cognitivo, transtornos do humor, distúrbios nutricionais, acúmulo de doenças crônicas, déficits sensoriais, entre outros. Nesse modelo, o foco não está em determinar se o paciente apresenta ou não fragilidade, mas em dimensionar o grau latente de fragilidade por meio da somatória dos déficits, calculando um índice de fragilidade que pode ser entendido como uma estimativa da idade biológica.

Embora não exista uma definição única e consensual de fragilidade, essa síndrome vem ganhando importância no planejamento da atenção ao idoso, diante das evidências recentes de que a sua presença determina resistência reduzida aos estressores e maior vulnerabilidade para desfechos como hospitalização, declínio funcional, institucionalização e morte.

A fragilidade não deve ser considerada uma doença a ser tratada, mas uma síndrome multifatorial determinante de maior vulnerabilidade, que deve desencadear ações multifacetadas de prevenção e reabilitação, oferecidas em modelos planejados para atender às especificidades dos idosos frágeis.

COMO AVALIAR A FRAGILIDADE NO IDOSO HOSPITALIZADO?

Do ponto de vista prático, questionários simples têm sido propostos para rastrear a fragilidade nos ambientes de atenção à saúde do idoso, de forma que os indivíduos frágeis possam ser incluídos nas linhas de cuidado preparadas para as necessidades específicas dessa população.

A Avaliação Global do Idoso (AGI) tem sido proposta como ferramenta para facilitar a identificação das síndromes geriátricas e de outras vulnerabilidades não contempladas na anamnese tradicional.

A Avaliação Global do Idoso (AGI) é um processo diagnóstico multidisciplinar que tem como objetivo avaliar parâmetros médicos, funcionais, cognitivos, psicológicos e sociais do idoso. Fornece aos profissionais elementos para traçar um perfil de capacidades intrínsecas e vulnerabilidades, promovendo uma visão global das prioridades no processo de cuidado, além de servir como ferramenta para o planejamento e monitoramento das ações multidisciplinares coordenadas.

É fundamental que o hospital adote um critério de fragilidade ou vulnerabilidade para identificar pacientes idosos que necessitam de estratégias diferenciadas durante a internação hospitalar.

Essa prática pode ser incorporada de forma ampla e horizontalizada em todos os ambientes, envolvendo profissionais de diversas áreas, atuando de forma coordenada e centrada no cuidado ao paciente.

A forma mais simples de operacionalizar o fluxo, é a definição de uma população de risco por faixa etária. Uma alternativa possível é a incorporação de escalas para avaliação de fragilidade à rotina de admissão da enfermagem.

Alguns questionários simples foram desenvolvidos para o rastreio de fragilidade e podem ser aplicados em poucos minutos. Na Tabela 2.1, são descritas as ferramentas de rastreio mais utilizadas no Brasil.

Independente do instrumento de rastreio escolhido, é preciso lembrar que uma ferramenta com boa validade aparente, não é necessariamente adequada para todos os ambientes e contextos.

É importante testar a ferramenta em grupos focais da prática assistencial e em pilotos para avaliar a viabilidade da aplicação. Além disso, vale ressaltar que o profissional de saúde deve ter um olhar qualificado, amplo e integral para detectar a fragilidade do ponto de vista multidimensional, tendo a liberdade de indicar os recursos que julgar necessários sem depender do escore expresso na ferramenta padronizada.

Tabela 01 – Ferramentas de rastreio de fragilidade mais utilizadas no Brasil.

Questionários	Descrição	Comentários
ISAR	Questionário de 6 itens com respostas sim/não que abordam: dependência funcional, declínio funcional, hospitalização nos últimos 6 meses, acuidade visual, queixa cognitiva e uso de 3 ou mais medicamentos.	**Vantagens:** instrumento utilizado há muitos anos nos departamentos de emergência. **Desvantagens:** baseado em alguns conceitos desatualizados; estudos recentes têm encontrado acurácia limitada.
FRAIL	Questionário de 5 itens com resposta sim/não que abordam: capacidade de deambular, capacidade de subir escadas, fadiga, multimorbidade e perda de peso.	**Vantagens:** espelha os critérios clássicos da síndrome da fragilidade e está bem validado. **Desvantagens:** não foi desenvolvido para o ambiente hospitalar; tem itens subjetivos; o item sobre multimorbidade toma tempo excessivo; não aborda componentes cognitivos.
PRISMA-7	Questionário de 7 itens com resposta sim/não que abordam: idade, limitação física, incapacidade, mobilidade e suporte social.	**Vantagens:** foco em desempenho funcional e boa acurácia demonstrada em estudos recentes. **Desvantagens:** possui questões subjetivas, que requerem interpretação; não aborda questões nutricionais e cognitivas.

Estratégia de aplicação do rastreio de fragilidade

Os questionários de fragilidade devem ser aplicados nos primeiros momentos de contato do idoso com o hospital, pois permitem que a necessidade de cuidados diferenciados seja reconhecida desde o início e que o indivíduo seja incluído em fluxos específicos precocemente.

- **Momento da aplicação:** os questionários de fragilidade devem ser aplicados idealmente no pronto-socorro, assim que a decisão de hospitalizar o paciente for tomada. Quando essa estratégia não é possível, devem ser aplicados no momento da admissão na unidade de destino.
- **Formato da aplicação:** a aplicação pode ser realizada por autopreenchimento, situação na qual o formulário é entregue ao paciente ou ao seu cuidador junto com os papéis de internação. Pode ainda ser implementado no formato de entrevista a ser conduzida pelo enfermeiro que realiza a admissão.
- **Interpretação do resultado:** a interpretação dos escores e o ponto de corte para definição de fragilidade dependem do questionário escolhido, do ambiente e da sensibilidade pretendida. Muitas vezes é necessário realizar um piloto para calibrar a ferramenta.

- **Registro do resultado:** a estratificação do paciente idoso quanto ao seu nível de fragilidade deve ser registrada em local visível ou de fácil acesso. A sinalização pode ser realizada com adesivo ou cartão fixado na capa do prontuário. Além disso, pode ser realizada no censo, no quadro informativo da unidade ou como mensagem de alerta no prontuário eletrônico. A informação sobre fragilidade deve ser compreendida por todos os profissionais que têm contato direto com os pacientes idosos e utilizada para iniciar as ações da equipe multidisciplinar.

CONCLUSÃO

Grande parte das complicações associadas à hospitalização do idoso frágil são potencialmente evitáveis, não por uma medida isolada, mas por meio de estratégias multifacetadas. A atuação fragmentada de múltiplas equipes representa um alto custo e tem se mostrado pouco efetiva. A experiência prática e a literatura acumulada nesse campo nos revelam que o atendimento ao idoso frágil demanda modelos de atenção multidisciplinar centrados no paciente, com planos de cuidado individualizados e coordenados com uma visão integral.

Bibliografia

Aprahamian I, et al. Feasibility and Factor Structure of the FRAIL Scale in Older Adults. J. Am. Med. Dir. Assoc., v. 18, n. 4, p. 367.e11-367.e18, 2017.

Covinsky KE, et al. The last 2 years of life: functional trajectories of frail older people. J. Am. Geriatr. Soc., v. 51, n. 4, p. 492-498, 2003.

Fried LP et el. Frailty in older adults: evidence for a phenotype. J. Gerontol. A Biol. Sci. Med. Sci., v. 56, n. 3, p. M146-M156, 2001.

Garcez-Leme LE, Leme MD. Costs of elderly health care in Brazil: challenges and strategies. Med. Express, v. 1, n. 1, p. 3-8, 2014.

Lourenço RA, et al. Consenso brasileiro de fragilidade em idosos: conceitos, epidemiologia e instrumentos de avaliação. Geriatr. Gerontol. Aging., v. 12, n. 2, p. 121-135, 2018.

Mccusker J, et al. Detection of older people at increased risk of adverse health outcomes after an emergency visit: the ISAR screening tool. J. Am. Geriatr. Soc., v. 47, n. 10, p. 1229-1237, 1999.

Morley JE et al. Frailty Consensus: A Call to Action. J. Am. Med. Dir. Assoc., v. 14, n. 6, p. 392-397, 2013.

Morley JE, Malmstrom TK, Miller DK. A simple frailty questionnaire (FRAIL) predicts outcomes in middle aged African Americans. J. Nutr. Health. Aging., v. 16, n. 7, p. 601-608, 2012.

Raîche M, Hébert R, Dubois M-F. PRISMA-7: A case-finding tool to identify older adults with moderate to severe disabilities. Arch. Gerontol. Geriatr., v. 47, n. 1, p. 9-18, 2008.

Rockwood K, Mitnitski A. Frailty in Relation to the Accumulation of Deficits. Journals Gerontol. Ser. A Biol. Sci. Med. Sci., v. 62, n. 7, p. 722-727, 2007.

Saenger ALF, et al. Identifying the loss of functional independence of older people residing in the community: Validation of the PRISMA-7 instrument in Brazil. Arch. Gerontol. Geriatr., v. 74, p. 62-67, 2018.

Silveira RE, et al. Gastos relacionados a hospitalizações de idosos no Brasil: perspectivas de uma década. Einstein (São Paulo), v. 11, n. 4, p. 514-520, 2013.

Tavares JPA, Grácio J, Nunes L. Validade preditiva da Identification of Seniors at Risk-Hospitalized Patient para a identificação do declínio funcional. Revista de Enfermagem Referência, Coimbra, p. 145-154, 2017.

Vermeiren S, et al. Frailty and the Prediction of Negative Health Outcomes: A Meta-Analysis. J. Am. Med. Dir. Assoc., v. 17, n. 12, p. 1163.e1-1163.e17, 2016.

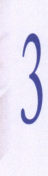

3 Avaliação Multidimensional da Pessoa Idosa

Definição + aplicabilidade + utilidade.

Daniel Apolinário

DEFINIÇÃO

A Avaliação Multidimensional da Pessoa Idosa (AMPI) é um processo diagnóstico multidisciplinar que avalia parâmetros físicos, cognitivos, psicológicos e sociais. Esse recurso difere dos processos tradicionais de anamnese por seu foco em aspectos funcionais e por sua natureza interdisciplinar. A AMPI fornece um perfil de capacidades e vulnerabilidades, promovendo, assim, uma visão global das prioridades.

Na prática clínica convencional, alguns riscos importantes para o paciente idoso não são percebidos, impedindo que as medidas de prevenção sejam adotadas. De forma análoga, condições clínicas com grande impacto para essa população não são diagnosticadas, impedindo ou dificultando que os tratamentos necessários sejam implementados.

Nesse contexto, a AMPI é um recurso fundamental na abordagem de condições não contempladas na anamnese tradicional.

Diversos domínios pertinentes à saúde da pessoa idosa podem ser avaliados através da AMPI, de acordo com o perfil da população atendida, a disponibilidade de tempo e o grau de especialização dos profissionais.

A Figura 3.1 apresenta os domínios com maior relevância no contexto da internação hospitalar.

Diversos instrumentos têm sido utilizados na composição de uma AMPI para avaliar as múltiplas dimensões pertinentes à saúde da pessoa idosa.

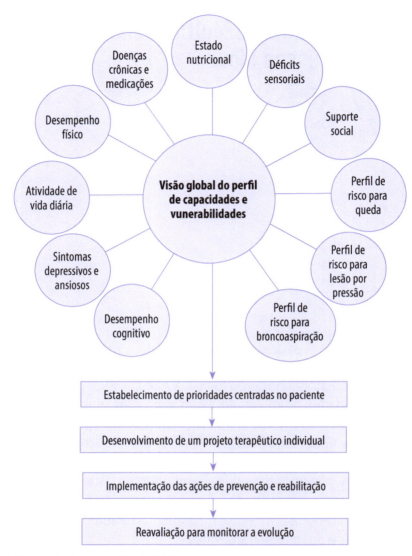

Figura 3.1. Representação esquemática da AMPI.

AMPI padronizadas

As AMPI padronizadas propõem um conjunto fixo de questões e testes. A principal vantagem desse tipo de avaliação está na comodidade de adotar uma proposta pronta e validada.

As AMPI padronizadas que estão validadas no Brasil são o Índice de Vulnerabilidade Clínico Funcional do Idoso (IVCF-20) e a Avaliação Geriátrica Compacta

(AGC-10). Essas ferramentas podem ser administradas em cerca de 10 a 15 minutos e, além de fornecerem um perfil por domínios, geram um escore global de fragilidade.

As AMPI padronizadas que temos disponíveis hoje, apresentam algumas limitações, visto que, não foram desenvolvidas para o ambiente de internação. Dessa forma, podem apresentar itens inadequados no contexto de um quadro clínico de agudização. Além dessa questão, não abordam condições fundamentais para o paciente idoso hospitalizado, como delirium e disfagia orofaríngea.

AMPI Customizadas

As AMPI customizadas são compostas de questões e testes selecionados pela equipe do hospital, com base em fatores como o perfil da população atendida, a disponibilidade de tempo e o grau de especialização dos profissionais.

Ressaltamos que, no contexto da internação hospitalar, é comum que sejam dispensados alguns domínios em nome da factibilidade.

UTILIDADE PRÁTICA DA AMPI

Os profissionais de todas as áreas devem conhecer as alterações encontradas na AMPI de um idoso hospitalizado e utilizar esse conhecimento na elaboração de seu plano de cuidado. A Tabela 3.1 disponibiliza exemplos de como as informações da AMPI podem ser utilizadas nas diversas áreas.

Tabela 3.1. Exemplos de como as informações da AMPI podem ser utilizadas nas diversas áreas

O profissional da equipe de...	Precisa saber que o paciente tem...	Para...
Nutrição	Sarcopenia	Indicar suplementos com maior aporte proteico
Fisioterapia	Alto risco de quedas	Implementar exercícios de fortalecimento e equilíbrio
Farmácia clínica	Demência	Envolver um cuidador nas orientações sobre o regime medicamentoso.
Enfermagem	Depressão	Utilizar técnicas de motivação e engajamento nas ações de autocuidado
Assistência social	Declínio funcional	Antecipar a necessidade de um suporte maior no momento da alta.
Psicologia	*Delirium*	Considerar que as técnicas convencionais de psicoterapia não são efetivas nesse caso.
Equipe médica	Alto risco nutricional	Evitar a prescrição de medicações que reduzem o apetite e causam náusea.

Nos próximos capítulos, descreveremos alguns desses domínios considerados fundamentais e faremos sugestões sobre como podem ser avaliados de forma prática no ambiente hospitalar.

Bibliografia

Aliberti MJR, et al. Targeted Geriatric Assessment for Fast-Paced Healthcare Settings: Development, Validity, and Reliability. J. Am. Geriatr. Soc., v. 66, n. 4, p. 748- 754, 2018.

ELLIS G, et al. Comprehensive geriatric assessment for older adults admitted to hospital. Cochrane Database Syst. Rev., n. 9, 2017.

Nunes de Moraes E, et al. Índice de Vulnerabilidade Clínico Funcional-20 (IVCF- 20): reconhecimento rápido do idoso frágil. Revista de Saúde Pública, São Paulo, v. 50, 2016.

3.1 Desempenho Cognitivo
Daniel Apolinário

As demências apresentam prevalência elevada entre os idosos, atingindo cerca de 30% dos octogenários e de 50% dos nonagenários. No entanto, grande parte dos casos não estão identificados.15 Assim, quando o idoso com demência é hospitalizado, muitas vezes a condição é percebida tardiamente, após complicações que poderiam ter sido evitadas.

As síndromes demenciais são subdiagnosticadas e a aplicação de testes cognitivos é o método mais efetivo para detectar esses quadros. Sendo assim, o rastreio cognitivo tem algumas funções importantes durante a internação:

- Detectar casos de demência que possam estar sem diagnóstico;
- Avaliar a capacidade do paciente idoso em compreender explicações sobre seu regime medicamentoso e em implementar medidas de autocuidado para controle das suas condições de saúde;
- Avaliar a capacidade do indivíduo de tomar decisões sobre tratamentos, definir diretivas antecipadas e assinar termos de consentimento informado;
- Avaliar a necessidade de restringir medicações anticolinérgicas, sedativas e outras com atividade em sistema nervoso central que, no indivíduo comprometido, podem aumentar o risco de delirium e quedas;
- Apoiar a linha de atenção ao delirium, estratificando risco, auxiliando no diagnóstico e servindo como parâmetro de monitoramento em aplicações repetidas.

Os quadros de demência podem ser detectados por meio de testes cognitivos simples e rápidos.

A avaliação cognitiva no ambiente hospitalar tem algumas particularidades. Os testes devem ser rápidos, pois geralmente são realizados em ambiente movimentado, com ruído e na presença de sintomas que trazem desconforto. Tarefas que exigem papel e caneta ou outros materiais específicos devem ser evitadas, tendo em vista que a avaliação é realizada na beira do leito, muitas vezes em pacientes acamados.

Nesse contexto, sugerimos o 10-point Cognitive Screener (10-CS), teste validado no Brasil e que pode ser aplicado em 2 minutos.

O 10-CS é composto pelos subtestes de orientação temporal (dia, mês e ano), memorização de 3 palavras e fluência verbal (animais em 60 segundos).

Tabela 3.2. Teste Cognitivo - *10-point Cognitive Screener* (10-CS)

Orientação	
Pergunte ao indivíduo em que dia, mês e ano estamos.	Desempenho esperado: • Nenhum erro ou erro por poucos dias
Memória	
Peça que o indivíduo memorize 3 objetos. Ex.: chapéu, moeda, lanterna. Apresente uma tarefa distratora de 1 minuto e, então, pergunte quais eram os 3 objetos.	Desempenho esperado: • Lembrar-se de pelo menos 2 dos 3 objetos.
Linguagem	
Peça que o indivíduo diga o maior número de animais que conseguir, o mais rápido possível. Marque 1 minuto no relógio.	Desempenho esperado: • Nos indivíduos escolarizados, pelo menos 12 nomes de animais • Nos não escolarizados, ao menos 9
Atenção	
Peça que o indivíduo diga os meses do ano de traz para frente, começando em dezembro e voltando até chegar em janeiro.	Desempenho esperado: • Completar a tarefa em menos de 30 segundos, sem erros ou com erros autocorrigidos.

CONCLUSÃO

Indagar ao próprio indivíduo sobre dificuldades cognitivas é uma estratégia limitada. Muitos idosos comprometidos não têm percepção dos seus déficits.

Mesmo quando aplicadas a um informante de convívio próximo, essas questões apresentam utilidade limitada, já que muitos interpretam o declínio cognitivo como algo "normal para a idade". Assim, a testagem direta do desempenho cognitivo é fundamental.

Grande parte dos quadros de comprometimento cognitivo detectados durante a internação já existiam anteriormente, embora não estivessem devidamente diagnosticados.

Uma investigação mais aprofundada do quadro cognitivo geralmente não é necessária durante a internação. A aplicação de testes mais refinados e avaliações neuropsicológicas deve ser reservada para um segundo momento, em ambiente ambulatorial.

Rastreio de *Delirium*

Estudos realizados em hospitais gerais revelam que cerca de 70% dos casos de delirium não são corretamente identificados.

Em geral, os casos que cursam com agitação psicomotora grave não passam despercebidos, mas aqueles mais leves ou com perfil hipoativo (predomínio de apatia e sonolência) são amplamente subdiagnosticados. Entre os motivos que justificam o rastreio do delirium, podemos citar:

- Abordar fatores precipitantes reversíveis, incluindo infecção, desidratação, obstipação, distúrbios metabólicos e hidroeletrolíticos, hipoperfusão, dor e uso de medicações inapropriadas;
- Implementar ações não farmacológicas como favorecimento do ciclo sono-vigília, promoção da orientação e da familiaridade com o ambiente, estimulação cognitiva e facilitação da mobilidade;
- Educar familiares e cuidadores sobre os fatores que precipitam e perpetuam essa condição, o que esperar na evolução desse quadro e como lidar com o paciente nos momentos de agitação.

O rastreio de delirium pode ser realizado com uma questão simples, feita a um familiar ou cuidador: "Você acha que ele(a) está mais confuso nos últimos dias?".

Essa questão apresenta sensibilidade de 80% e especificidade de 71%. Quando a resposta é sim, o quadro pode ser melhor investigado por ferramentas específicas como o Confusion Assessment Method (CAM), aplicado por um enfermeiro treinado ou por um médico plantonista da unidade.

Bibliografia

Apolinario D, et al. Using temporal orientation, category fluency, and word recall for detecting cognitive impairment: the 10-point cognitive screener (10-CS). Int. J. Geriatr. Psychiatry, v. 31, n. 1, p. 4-12, 2016.

Casey P, et al. Hospital discharge data under-reports delirium occurrence: results from a point prevalence survey of delirium in a major Australian health service. Intern. Med. J., v. 49, n. 3, p. 338-344, 2019.

Inouye SK, et al. Clarifying confusion: the confusion assessment method. A new method for detection of delirium. Ann. Intern. Med., v. 113, n. 12, p. 941-948, 1990.

Nakamura AE, et al. Dementia underdiagnosis in Brazil. Lancet (London, England), v. 385, n. 9966, p. 418-419, 2015.

Sands M, et al. Single Question in Delirium (SQiD): testing its efficacy against psy-chiatrist interview, the Confusion Assessment Method and the Memorial Delirium Assessment Scale. Palliat Med., v. 24, n. 6, p. 561-565, 2010.

3.2 Sintomas Depressivos e Ansiosos no Idoso Hospitalizado

Silvia Maria Cury Ismael
Anneliz Marini P. Perri dos Santos
Jessica Tasselli

INTRODUÇÃO

Envelhecer é um processo inerente à vida e envolve mudanças multifatoriais que impactam diretamente na esfera biopsicossocial de qualquer indivíduo. A pessoa idosa depara-se com a perda relativa ou total de autonomia e independência em função do declínio físico, bem como aspectos psicológicos e cognitivos, o que pode impactar diretamente na qualidade de vida.

Neste capítulo abordaremos a epidemiologia do envelhecimento no contexto hospitalar discorrendo acerca da identificação dos sintomas depressivos e ansiosos a partir da avaliação psicológica e da utilização de rastreios, auxiliando o direcionamento do cuidado ao paciente e seus familiares.

De acordo com Castro Costa, pesquisas realizadas pela Organização Mundial da Saúde indicam que em 2050, 22% da população mundial será idosa a partir de 65 anos ou mais. O Brasil também vivencia essa transição demográfica. Segundo dados recentes do Censo do IBGE de 2022, no Brasil 15,8% da população é idosa, correspondendo a 32,1 milhões de pessoas com mais de 60 anos.

Estes dados evidenciam o envelhecimento da população em ritmo acelerado e são fundamentais para o planejamento de políticas públicas e desenvolvimento de medidas de cuidado principalmente na assistência em saúde. O envelhecimento da população também proporciona mudanças na epidemiologia das doenças, que passam a ser crônicas não transmissíveis. Com isso aumenta o número de idosos com limitações na funcionalidade.

Ao longo do processo de envelhecimento as atividades de vida diária são acometidas em algum momento, o que evidenciará a necessidade de um cuidador, que na maioria das vezes também é um idoso, normalmente membro da família.

Sendo assim, com o aumento exponencial da população idosa é necessário um olhar mais próximo à saúde mental desses indivíduos. Para o idoso é importante manter seu papel social, principalmente na família, porém o que se nota atualmente é o isolamento da pessoa idosa devido à cultura atual de valorização a produtividade. O que pode impactar nos aspectos emocionais e aumentar sintomas depressivos e ansiosos.

Pessoas idosas são mais propensas a desenvolver transtornos mentais, devido maior contato com situações de luto, declínio da condição socioeconômica e doenças crônicas, o que pode resultar em isolamento, dependência, solidão e intenso sofrimento psicológico. Processos de lutos, principalmente prolongados, estão associados ao quadro depressivo embora apresente manifestações específicas ao processo.

Os sintomas depressivos e ansiosos são comuns entre os idosos que acumulam comorbidades, que têm a sua independência afetada por limitações físicas ou a sua qualidade de vida comprometida por sintomas como dor crônica. A internação hospitalar representa um momento de vulnerabilidade emocional, trazendo situações que podem agravar os sintomas psiquiátricos. Além de causar sofrimento psíquico, esses sintomas impactam negativamente no vínculo do paciente com os profissionais, interferem na colaboração do idoso com o seu tratamento e prejudicam o seu engajamento no plano de cuidados.

Apesar de o transtorno depressivo ser conhecido cientificamente, no envelhecimento há uma realidade que muitas vezes pode mascarar a sintomatologia e confundir os familiares e profissionais de saúde.

O declínio da independência e autonomia é a primeira mudança que ocorre com o envelhecimento, pois há perdas físicas, sociais, profissionais. Quando há um quadro depressivo em curso, a qualidade desta para as atividades de vida diária pode ser significativamente impactada pelo humor, vinculado ao desenvolvimento da depressão.

Pesquisas mais recentes indicam que entre 2% a 10% de idosos residentes na comunidade têm depressão leve. Essas taxas são mais elevadas em idosos com comorbidades, no entanto, as maiores evidencias abrangem casos de idosos hospitalizados com índices de depressão superiores a 30%, similar aos quadros depressivos presentes em pacientes com acidente vascular cerebral, infarto do miocárdio (IM) ou câncer com taxas superiores a 40%.

A depressão em idosos com sintomas psicóticos, possui etiologia primária associados a fatores sociais, doenças incapacitantes e perda da qualidade de vida e secundária associado a progressão da demência quadros de delirium, demências de corpus de Lewy, demência frontotemporal e Alzheimer.

Nos idosos hospitalizados a presença de comorbidades clínicas pode gerar preocupações e acentuar sintomas ansiosos. Limitações de locomoção, medo de quedas, alterações cognitivas, perda auditiva e visual, bem como a vivência de perdas/luto e o medo da própria morte são fatores de risco. A ansiedade geralmente apresenta-se com prejuízo significativo da atenção, concentração e memória, além de sono, tensão muscular, irritabilidade, perda da lucidez, fatigabilidade e queixas somáticas.

Estudos epidemiológicos da ansiedade na população geriátrica revelam prevalência entre 3% e 14%. Porém esses indivíduos são frequentemente subdiagnosticados devido os idosos frequentemente negarem os sintomas, com uma estimativa de que somente 10% desses pacientes recebem tratamento adequado.

Visto a relevância do impacto dos sintomas depressivos e ansiosos na qualidade de vida dos idosos, desenvolver uma avaliação focada nesses sintomas enquanto o paciente estiver hospitalizado é de suma importância.

DESCRIÇÃO

O rastreio de sintomas psiquiátricos no ambiente hospitalar tem algumas peculiaridades:

- Os questionários devem ser rápidos, pois geralmente são realizados em ambiente movimentado, com pouca disponibilidade de tempo, em pacientes que podem apresentar capacidade de atenção reduzida.
- Questões delicadas ou constrangedoras devem ser evitadas, pois o rastreio muitas vezes é realizado na presença de um familiar, por um profissional que o paciente acabou de conhecer há poucos momentos.
- Questionários que incluem sintomas somáticos devem ser evitados, pois essas manifestações podem fazer parte de condições clínicas subjacentes e do processo agudização.
- O rastreio de sintomas depressivos e ansiosos não deve ser aplicado em idosos com demência avançada ou delirium marcado. Esses casos necessitam de uma abordagem diferenciada.

A equipe de Psicologia no ambiente hospitalar, atua sob demanda.

Os sintomas emocionais são identificados após avaliação realizada pela equipe de enfermagem. O paciente é encaminhado ao serviço de Psicologia de acordo com a pontuação apresentada no *Patient Health Questionnarie for Depression and Anxiet (PHQ-4)*, ferramenta de aplicação rápida que avalia sintomas ansiosos e depressivos de forma conjunta. O PHQ-4 inclui duas questões sobre sintomas ansiosos e duas sobre sintomas depressivos

Após avaliação psicológica inicial para compreensão da dinâmica emocional do paciente hospitalizado, são realizados rastreios que auxiliam na identificação e classificação dos sintomas. Na avaliação dos sintomas depressivos utiliza-se a subescala PHQ-2. Os pacientes que apresentam sintomas depressivos evidentes nesta avaliação, ou seja, obter pontuação maior ou igual a três, são avaliados pela Escala de Depressão Geriátrica (GDS15), possibilitando a classificação da gravidade dos sintomas (normal, leve, moderado, grave) que varia de 0 a 15 pontos.

Para avaliar sintomas ansiosos utiliza-se inicialmente a escala GAD-2 para triagem. Os pacientes que apresentarem pontuação maior ou igual a três, são avaliados pela versão brasileira do *Generalized Anxiety Disorder* (GAD-7), onde constam sete itens correspondentes aos critérios de ansiedade do DSM. Nesta avaliação a pontuação pode varia de 0 a 21 pontos e pode ser classificada desde a ausência de sintomas, sintomas ansiosos leves, sintomas ansiosos moderados e sintomas ansiosos graves.

A escala GDS-15 é eficaz no rastreamento da depressão em idosos com função cognitiva preservada sendo restrita entre idosos com comprometimento cognitivo por limitar sua precisão. Neste sentido, para rastreio de sintomas ansiosos também há limitações. Partindo deste pressuposto, são considerados critérios de exclusão para avaliação dos sintomas depressivos e ansiosos pacientes com déficit auditivo grave, comprometimento cognitivo e presença de delirium apontados pelo rastreio *Confusion Assessment Method (CAM)* realizado pela equipe médica.

Atualmente no Hcor temos um modelo de atenção multidisciplinar centrado no paciente idoso. Entre os pacientes atendidos com sintomas depressivos e ansiosos, é possível identificar fatores que predispõe alterações emocionais como isolamento social, ser viúvo, divorciado ou separado, mudanças no perfil socioeconômico, doenças crônicas, dor não controlada, insônia, comprometimento funcional e comprometimento cognitivo.

Na impossibilidade de avaliação, a Psicologia realiza monitoramento desses pacientes, dos familiares e cuidadores diariamente por meio de discussões em equipe realizadas nas Rondas Multiprofissionais.

Diante de situações onde o familiar apresente sintomas depressivos e ansiosos, dificuldade de adaptar-se ao adoecimento e hospitalização do paciente e de compreensão do processo evolutivo da doença, conflitos familiares e interferência negativa no tratamento é realizado acompanhamento Psicológico do familiar cuidador com objetivo de auxiliar no enfrentamento e na comunicação entre paciente-família-equipe.

Pacientes e familiares que apresentam demandas emocionais relevantes são orientados e encaminhados para acompanhamento psicológico externo. Também há a continuidade do cuidado dos pacientes no Ambulatório do Idoso, a depender das necessidades biopsicossociais de cada paciente e familiar cuidador, sendo direcionado por critérios individuais.

CONCLUSÃO

A sugestão de que o rastreio dos sintomas de estresse psíquico seja sistematizado por meio de um questionário rápido não significa que essa seja a única estratégia válida. Profissionais de saúde podem, muitas vezes, levantar a suspeita dessa condição por meio da escuta qualificada e de uma observação atenta do comportamento. Diante da suspeita de um quadro ansioso ou depressivo, ainda que o questionário de rastreio esteja normal, um profissional da equipe de Psicologia deve ser acionado para conduzir uma entrevista especializada.

Conclui-se que a avaliação do estado emocional geral do paciente e seus familiares durante o processo de hospitalização, bem como rastreio dos sintomas depressivos e ansiosos, são imprescindíveis para melhor qualidade do plano de cuidado do paciente favorecendo diagnóstico diferencial e encaminhamento especializado.

Tabela 3.3. Programa idoso bem cuidado – Serviço de Psicologia

	Escala de depressão geriátrica –GD5-15	Não	Sim
1	Você está basicamente satisfeito com sua vida?	1	0
2	Você deixou muitos de seus interesses e atividades?	0	1
3	Você sente que sua vida esta vazia?	0	1
4	Você se aborrece com frequência?	0	1
5	Você se sente de bom humor a maior parte do tempo?	1	0
6	Você tem medo que algum mal vá lhe acontecer?	0	1
7	Você se sente feliz a maior parte do tempo?	1	0
8	Você sente que sua situação não tem saída?	0	1
9	Você prefere ficar em casa a sair e fazer coisas novas?	0	1
10	Você se sente com mais problemas de memória do que a maioria?	0	1
11	Você acha maravilhoso estar vivo?	1	0
12	Você se sente um inútil nas atuais circunstâncias?	0	1
13	Você se sente cheio de energia?	1	0
14	Você acha que sua situação é sem esperança?	0	1
15	Você sente que a maioria das pessoas está melhor que você/	0	1
	TOTAL		

Escore	Interperação
0-4 pontos	Normal
5-8 pontos	Sintomas depressivos leves
9-11 pontos	Sintomas depressivos moderados
12-15 pontos	Sintomas depressivos graves

Fonte: Almeida, DP, Almeida SA. Arq. Neuropsiquiatr. 1999:57(2-B):421-6.

Tabela 3.4. Questionário de ansiedade generalizada (GAD-7)

Nas últimas 2 semanas, você:			Com que frequência isso aconteceu?		
			Alguns dias	Mais de metade dos dias	Quase todos os dias
1.	Sentitu-se nervoso(a), ansioso(a) ou muito tenso(a)?	( ) Não ( ) Sim	1	2	3
2.	Teve dificuldade de controlar as preocupações?	( ) Não ( ) Sim	1	2	3
3.	Preocupou-se muito com diversas coisas?	( ) Não ( ) Sim	1	2	3
4.	Teve dificuldade para relaxar?	( ) Não ( ) Sim	1	2	3
5.	Ficou tão agitado(a) que não conseguia permanecer sentado(a)?	( ) Não ( ) Sim	1	2	3
6.	Fico facilmente aborrecido(a) ou irritado(a)?	( ) Não ( ) Sim	1	2	3
7.	Sentiu medo como se algo horrível fosse acontecer?	( ) Não ( ) Sim	1	2	3

Pontos chaves

- Processo de envelhecimento.
- Sintomas depressivos.
- Sintomas ansiosos.
- Hospitalização.
- Escalas de avaliação de sintomas depressivos e ansiosos

Bibliografia

American Psychiatric Association. Referência rápida aos critérios diagnósticos do DSM-5. Porto Alegre: Artmed; 2018.

Espinoza RT, Unützer J, Schmader KE, Roy-Byrne PP. Diagnosis and management of late-life unipolar depression. Up To Date. 2023

Forlenza OV, Radanovic M, Aprahamian I. Neuropsiquiatria geriátrica. 2. ed. São Paulo : Editora Atheneu; 2014.

Instituto Brasileiro de Geografia e Estatísticas. Censo. Disponível em: https://censo2022.ibge.gov.br/panorama/indicadores.html?localidade=N2[3]. Acesso em: 28/10/2023.

Park SH, Kwak MJ. Performance of the Geriatric Depression Scale-15 with Older Adults Aged over 65 Years: An Updated Review 2000-2019. Clinical gerontologist. 2021;44(2):83-96. DOI: 10.1080/07317115.2020.1839992.

PHQ Screeners [Internet]. Disponível em: https://www.phqscreeners.com/select-screener. Acesso em: 29 de outubro de 2023.

Richmond-Rakerd LS, D'Souza S, Milne BJ, Caspi A, Moffitt TE. Longitudinal Associations of Mental Disorders With Dementia: 30-Year Analysis of 1.7 Million New Zealand Citizens. JAMA Psychiatry. 2022;79(4):333–340. doi:10.1001/jamapsychiatry.2021.4377.

Santos AdS, da Silva Santos VdÁ, Albino A, da Silveira RE, Nardelli GG. Sobre a Psicanálise e o envelhecimento: Focalizando a Produção Científica. Universidade Federal do Triângulo Mineiro, Uberada, MG, Brasil; 2019.

Santos LAdC, Faria L, Patiño RE, Patiño A. O envelhecer e a morte – leituras contemporâneas de psicologia social. Belo Horizonte; 2018.

Santos VC, Anjos KF, Boery RNdOS, Moreira RM, Cruz DP, Boery EN. Internação e mortalidade hospitalar de idosos por transtornos mentais e comportamentais no Brasil, 2008 – 2014. Vanessa Cruz Santos – Universidade Federal da Bahia, Programa de Pós-Graduação em Saúde Coletiva, Instituto de Saúde Coletiva, Rua Basílio da Gama, s/n, Canela, Salvador-BA, Brasil. CEP: 40110-040.

Santos-Orlandi AA, de Brito TRP, Ottaviani AC, Rossetti ES, Zazzetta MS, Gratão ACM, Orlandi FdS, Pavarini SCI. Perfil de Idosos que cuidam de outros idosos em contexto de alta vulnerabilidade social. Universidade Federal de São Carlos e Universidade de São Paulo, Brasil; 2017.

Teixeira AL, Diniz BS, Malloy-Diniz LF. Psicogeriatria na prática clínica. 1ª edição. São Paulo; 2017. p. 25-27, 290, 310.

Toussaint A, Hüsing P, Gumz A, Wingenfeld K, Härter M, Schramm E, Löwe B. Sensitivity to change and minimal clinically important difference of the 7-item Generalized Anxiety Disorder Questionnaire (GAD-7). Journal of affective disorders. 2020;265:395-401. DOI: 10.1016/j.jad.2020.01.032.

3.3 Atividades de Vida Diária (Conceito ABVDs e AIVDs, Instrumentos de Avaliação)

Tatiane Andrade Alvarez

O termo Atividades de Vida Diária (AVDs) define um conjunto de tarefas do dia a dia que são essenciais para a independência funcional da pessoa idosa. As AVDs geralmente são divididas em básicas e instrumentais.

As Atividades Básicas de Vida Diária (ABVD) são mais simples, estão relacionadas ao autocuidado e à independência dentro de casa, como por exemplo se alimentar, tomar banho, se vestir, deambular, ir ao banheiro e manter controle sobre suas necessidades fisiológicas. As ABVDs tendem a ser comprometidas mais tardiamente, apenas na presença de demência avançada, limitação física grave ou doença aguda.

Entre os idosos, é comum que o processo de agudização que resultou na hospitalização seja acompanhado de um maior nível de dependência nas ABVDs.

Atividades Instrumentais da Vida Diária (AIVD) são mais complexas estão relacionadas à participação da pessoa idosa em seu convívio social, atividades de lazer e ocupacionais. Por exemplo: Utilizar meios de transporte, controlar a terapia medicamentosa deu que faz uso, realizar compras, realizar tarefas domésticas leves e pesadas, utilizar o telefone, preparar refeições e cuidar das próprias finanças.

As AVDs são avaliadas questionando o próprio indivíduo ou seu cuidador sobre o grau de independência com que as atividades são realizadas. Assim, o paciente é classificado em cada atividade como independente (realiza sozinho, sem auxílio), parcialmente dependente (necessita de auxílio e/ou supervisão) ou totalmente dependente (a tarefa foi inteiramente assumida por outra pessoa).

A avaliação de AVDs pode ter algumas funções importantes durante a internação, como:

- Dimensionar o impacto funcional do processo de adoecimento, comparando a funcionalidade prévia (como era antes do adoecimento) com a atual (como está hoje).
- Avaliar a necessidade de assistência durante a internação em tarefas como banho, transferência e alimentação, informações úteis para planejar as demandas da enfermagem.
- Definir metas de reabilitação, tomando o estado funcional prévio como referência para estabelecer o que se espera no processo de recuperação.

- Monitorar a evolução funcional ao longo da internação, permitindo a detecção de evoluções desfavoráveis precocemente e servindo para avaliar as intervenções de reabilitação.

Cada hospital deve padronizar uma escala de ABVDs a ser aplicada no momento da admissão e repetida com intervalo máximo de uma semana.

Tabela 3.5.

ATIVIDADES INSTRUMENTAIS DE VIDA DIÁRIA (AIVDs)
• Administrar suas próprias finanças • Administrar sua agenda de compromissos • Organizar e tomar suas medicações • Providenciar seu próprio transporte • Fazer suas próprias compras • Preparar suas próprias refeições • Utilizar o telefone para fazer e receber ligações
ATIVIDADES BÁSICAS DE VIDA DIÁRIA (ABVDs)
• Tomar banho • Vestir-se • Realizar transferência (levantar da cama ou da cadeira) • Deambular • Usar o toalete (ir ao vaso, tirar e colocar roupa, cuidar da higiene íntima) • Continência (controle das eliminações urinárias e fecais) • Alimentar-se (uma vez que a refeição tenha sido colocada no prato)

INSTRUMENTOS DE AVALIAÇÃO

Instrumentos de avaliação funcional são cada vez mais importante para auxiliar no diagnóstico e classificação de diferentes quadros clínicos.

A seguir, serão apresentados instrumentos de avaliação da capacidade funcional, selecionados pela predominância na prática e na pesquisa. Os instrumentos selecionados são a Escala de Atividades Básicas de Vida Diária (também conhecida como, Escala de Katz), a Escala de Atividades Instrumentais da Vida Diária de Lawton e Brody (também conhecida como, Escala de Lawton e Brody), o Índice de Barthel e a Medida de Independência Funcional (MIF).

Índice de Katz

Na Avaliação Funcional o Índice de Katz é uma das mais utilizadas e tem como objetivo medir a habilidade da pessoa em desempenhar suas atividades cotidianas de forma independente e assim determinar as necessárias intervenções.

O índice de Katz avalia as habilidades de manutenção em 6 atividades de vida diária, hierarquicamente. Cada tarefa recebe o escore independente (1 ponto) ou dependente (0 ponto), que são somados para classificar o grau de dependência. O escore máximo é de 6 pontos, sendo o total de independência para ABVD, 4 pontos, mostra dependência parcial ou moderada para a realização de ABVD e 2 pontos indicam prejuízo para a realização de ABVD, sendo também indicativo de dependência total.

Escala de Atividades de vida diária de Lawton

Em 1969, Lawton e Brody elaboraram uma escala para avaliar o nível de independência no que se refere à realização das AIVD. Lawton propôs o instrumento para avaliar as Atividades Instrumentais de Vida Diária (AIVD), consideradas mais complexas.

Os domínios desta escala são: uso do telefone, fazer compras, preparo de refeições, tarefas domésticas, usar o meio de transporte, manejo das medicações e dinheiro. Os itens são classificados quanto à necessidade de ajuda, à qualidade de execução e à iniciativa, com escores variando de 1 a 3, nos quais 1 representa a necessidade de ajuda total para a realização da atividade, 2 a pessoa idosa precisa de alguma ajuda e 3 representa total independência para a função. A pontuação máxima é 21 pontos e o escore tem significado apenas individualmente, como caráter comparativo para a evolução do quadro geral do indivíduo. Esta avaliação é baseada no que a pessoa realiza no seu dia-a-dia, e não na habilidade que teria para realizar a atividade, caso o fizesse.

Índice de Barthel

O Índice de Barthel pertence ao campo de avaliação das atividades da vida diária (AVDs) e mede a independência funcional no cuidado pessoal, mobilidade, locomoção e eliminações. Consiste em uma avaliação padronizada que mede o grau de dependência em 10 atividades de vida diária como, alimentação, banho, vestuário, higiene pessoal, dejeções, micções, uso do vaso sanitário, transferência da cadeira/cama, deambulação e subida e descida em escadas. De acordo com cada tarefa, pode se pontuar 0, 5, 10 ou 15, sendo proporcional à independência. Na pontuação o valor de 100 pontos indica que o indivíduo é totalmente independente, valores superiores ou iguais a 60 indicam elevada probabilidade do indivíduo continuar a viver na comunidade; valores inferiores a 40 indicam importante dependência funcional, enquanto que valores inferiores a 20 sinalizam prejuízo funcional e risco de mortalidade.

Medida de Independência Funcional (MIF)

A Medida de Independência Funcional (MIF) é um instrumento de avaliação do grau de independência funcional em várias dimensões do dia a dia. O instrumento avalia 18 tarefas, pontuadas de acordo com o grau de dependência e variando de 1 (dependência completa) a 7 (independência completa), sendo o escore total mínimo de 18 e máximo de 126 pontos. As tarefas são agrupadas em seis dimensões: autocuidado, controle dos esfíncteres, mobilidade/transferência, locomoção, comunicação e cognição social. O escore total da MIF, também conhecido como MIF total, pode ser dividido em duas subescalas: a MIF motora (engloba os subdomínios autocuidado, controle dos esfíncteres, transferências, locomoção), como pontuação que varia de 1 a 91 pontos, e a MIF cognitiva (que engloba as dimensões comunicação e cognição social), que varia de 1 a 35 pontos.

CONCLUSÃO

Conclui-se que a capacidade funcional visa elucidar, instrumentalizar e operacionalizar atenção à saúde da pessoa idosa.

A avaliação da capacidade funcional do paciente idoso no ambiente hospitalar, através de instrumentos padronizados e validados, é importante, não apenas pelo fato de que com o avanço da idade, a capacidade funcional diminui, mas também, porque precisamos considerar que durante período de internação, o paciente idoso pode apresentar complicações de saúde, que podem ter um impacto ainda maior em sua capacidade funcional, aumentando o risco de dependência para ABVDs e comprometendo sua qualidade de vida.

O objetivo da avaliação da capacidade funcional durante a internação, além de dimensionar o impacto funcional do processo de adoecimento e dessa forma, direcionar a equipe multidisciplinar no planejamento do cuidado individualizado, de acordo com as necessidades do paciente. Além disso, a partir desse dado, podemos mesurar como era a capacidade funcional do paciente antes e a após a internação.

Pontos chaves

- Conceito de Capacidade Funcional.
- Conceito de Atividades Instrumentais de Vida Diária (AIVD), e Atividades Básicas de Vida Diária (ABVD).
- Instrumentos de Avaliação.

Bibliografia

Brasil, Ministério da Saúde. Política Nacional de Saúde da Pessoa Idosa (PNSPI), portaria no 2528 de outubro de 2006.

Brum S P, Lima-Silva, T, Novelli M M P. Avaliação Funcional em Distúrbios Cognitivos In: Freitas EV, Py L, Neri AN, Cançado FAX, Gorzoni ML, Rocha SM. Tratado de Geriatria e Gerontologia. Rio de Janeiro: Guanabara Koogan, 2016;

Classificação Internacional de Funcionalidade (Organização Mundial da Saúde, 2005). Disponível em: http://www.saude.pr.gov.br/arquivos/File/SPP_Arquivos/PessoascomDeficiencia/ClassificacaoInternacionaldeFuncionalidades.pdf, acessado em 12 de setembro de 2023.

Katz S, Downs TD, Cash HR. Progress in the development of the index of ADL. Gerontologist,1970;10,20-30.

Katz S, Ford AB, Moskowtz RW. Studies of illness in the aged. The index of ADL: A standardized measure of biological and psychological function. JAMA, 1963;185:914-919.

Lawton MP, Brody EM. Assessment o folder people: self mantaining and instrumental activities of daily living, Gerontologist, 1969;9(3):179-186.

Minosso JSM, Amendola F, Alvarenga MRM, Oliveira MAC. Validação, no Brasil, do Índice de Barthel em idosos atendidos em ambulatórios, Acta paul. enferm. 2010;23(2),218-223.

Organização Mundial da Saúde (OMS). CIF: Classificação Internacional de Funcionalidade, Incapacidade e Saúde [Centro Colaborador da Organização Mundial da Saúde para a Família de Classificações Internacionais, org.; coordenação da tradução Cassia Maria Buchalla]. São Paulo: Editora da Universidade de São Paulo – EDUSP; 2015.

Organização Mundial de Saúde - OMS; Organização Panamericana de Saúde - OPAS. CIF - Classificação Internacional de Funcionalidade, Incapacidade e Saúde. São Paulo: Universidade de São Paulo; 2003.

Riberto M, Miyazaki MH, Jucá SSH, Sakamoto H, Pinto PPN, Battistella LR. Validação da versão brasileira da medida de independência funcional. Acta Fisiátrica, 2004;11(2):72-76.

3.4 Avaliação de Desempenho Físico

Adriana Fátima Dutra
Bárbara Mendes de Santi
Laura Dutra Carraro

Alguns fatores podem contribuir para o comprometimento do desempenho funcional de idosos frágeis, tais como: condição clínica, sarcopenia, doenças articulares, déficits sensoriais, comprometimento cognitivo, sintomas depressivos, entre outros.

As escalas de atividades de vida diária (AVDs) oferecem informações importantes sobre o desempenho funcional do idoso, porém essas escalas estão sujeitas a numerosos vieses por serem pontuadas através do relato do paciente.

Em razão das limitações encontradas nas escalas de atividade de vida diária (AVDs), estamos utilizando cada vez mais as avaliações diretas de desempenho físico. Nesse tipo de avaliação o idoso executa uma tarefa e o examinador registra medidas objetivas de desempenho.

As medidas diretas de desempenho físico são mais precisas (como por exemplo tempo ou força) e são complementares àquelas obtidas por escalas de atividades de vida diária (AVDs), além disso, o examinador tem a oportunidade de observar o grau de dificuldade durante a execução da tarefa, evidenciando com mais clareza os fatores causais da limitação funcional.

No ambiente hospitalar a avaliação de desempenho físico em geral é realizada pelo fisioterapeuta ou por um gestor de casos treinado para essa atividade.

Na sequência descreveremos de forma breve duas provas de desempenho físico muito utilizadas na avaliação do idoso frágil.

FORÇA DE PREENSÃO PALMAR

A força de preensão palmar (FPP) é um teste realizado através de um dinamômetro manual que verifica a força das mãos e dos membros superiores dos indivíduos e consiste na ação de flexão dos dedos sobre a região palmar[1].

A aplicação do teste de FPP é uma alternativa simples e objetiva, sendo utilizado para triagem de riscos à saúde relacionados à força muscular.

Essa medida é especialmente útil no ambiente hospitalar, pois pode ser obtida mesmo em pacientes acamados, desde que o leito possa ser posicionado a 90°.

A avaliação da FPP tem sido correlacionada com a potência muscular global e com a funcionalidade dos idosos, além de ser utilizada como indicador do estado geral de força e aptidão física e um critério de diagnóstico para sarcopenia[1,2].

Para realização do teste, preconiza-se que o indivíduo permaneça sentado em uma cadeira sem apoio para os braços, mantendo o ombro aduzido paralelo ao tronco, cotovelo fletido a 90 graus e antebraço e punho em posição neutra. Os pés devem permanecer totalmente apoiados no chão e quadril a 90° de flexão próximo ao encosto da cadeira[1,2].

De acordo com as recomendações da *American Society of Hand Therapistis e da American Society for Surgery of the Hand*, determina-se que sejam realizadas três medidas de FPP, podendo ser considerada uma média das três medidas avaliadas ou considerar o maior valor obtido. Vale ressaltar que a mão dominante apresenta maior força em comparação com a não dominante, devendo ser realizado os testes em ambas as mãos[3].

Para realização do teste, deve-se realizar uma força isométrica máxima no dinamômetro, podendo variar de três a dez segundos. Considera-se prudente um descanso de no mínimo um minuto para neutralizar os efeitos da fadiga entre uma tentativa e outra. Durante o teste é importante o uso do incentivo verbal no momento da realização da força, o que pode contribuir para atingir melhor desempenho do examinado[1,3].

A avaliação da FPP apresenta algumas limitações, como a ausência de um ponto de corte que possibilite delimitar entre a normalidade e a ocorrência de disfunção. Essa limitação é decorrente de uma grande influência de diversos fatores, como: fatores antropométricos, demográficos, sociais e culturais[1].

SHORT PHYSICAL PERFORMANCE BATTERY

Short Physical Performance Battery (SPPB) é um instrumento utilizado para avaliar o desempenho físico de idosos através da funcionalidade dos membros inferiores (MMII)[4].

É considerado multidimensional, pois avalia o equilíbrio estático em pé, a velocidade de marcha e a força muscular dos membros inferiores. Também é apontado como instrumento de rastreio de futuras incapacidades, como: fragilidade física, indicador de vulnerabilidade, risco de quedas e desfechos de hospitalização[4].

A literatura aponta importante e forte correlação entre o elevado escore do SPPB e o menor índice de incapacidades em relação a mobilidade e nas atividades básicas da vida diária, além de estar relacionado ao declínio cognitivo e funcional[4].

Este instrumento é composto por três testes que avaliam: o equilíbrio estático em pé, a velocidade de marcha através de caminhada no ritmo habitual e a força muscular dos MMII por meio do movimento de levantar-se e sentar-se em uma cadeira por cinco vezes consecutivas e sem o auxílio dos membros superiores[4].

A pontuação para cada teste varia numa escala de zero a quatro pontos[5].

Para o teste de equilíbrio, o participante deve conseguir manter-se em cada posição (pés juntos, semi-tandem e tandem), consecutivamente, por 10 segundos. A pontuação é zero para o indivíduo que é incapaz de manter-se em equilíbrio na primeira posição por 10 segundos. Caso permaneça na primeira posição por 10 segundos, mas incapaz de manter a segunda posição por 10 segundos, pontua-se um ponto. Recebe dois pontos o participante que consegue permanecer na segunda posição por 10 segundos. Atribui-se três pontos para permanecer na terceira posição por 3 a 9 segundos e a pontuação máxima de quatro pontos se conseguir ficar na terceira posição, por 10 segundos[5,6].

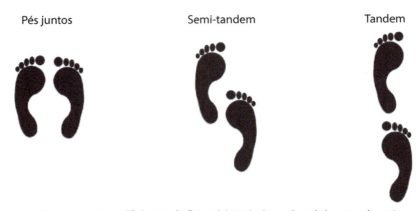

Figura 3.2. Posições do teste de equilíbrio em pé. Fonte: Adaptada de arquivos de imagens das autoras.

Para o teste de velocidade de marcha, utiliza-se a distância de quatro metros em velocidade usual. Realiza-se essa tarefa por duas vezes, considerando o melhor tempo. Consideram-se as pontuações: quatro pontos para tempo menor que 4,82 segundos para realização do teste; três pontos para tempo entre 4,82 e 6,20 segundos; dois pontos para tempo entre 6,21 e 8,70 segundos; um ponto para tempo maior que 8,70 segundos e zero para o participante incapaz de completar o teste[5,6].

No teste de levantar-se da cadeira o participante pontua zero quando não completa o teste. Atribui-se um ponto, para tempo de levantar-se da cadeira, nas cinco vezes consecutivas, maior que 16,7 segundos; dois pontos, para tempo entre 13,7 e 16,6 segundos; três pontos, para tempo entre 11,2 e 13,6 segundos e a pontuação máxima, quatro pontos, para tempo menor que 11,1 segundos[5,6].

O escore total da SPPB é obtido pela soma das pontuações de cada teste, variando de zero (pior desempenho) a doze pontos (melhor desempenho). O resultado pode receber a seguinte graduação[5,6]:

- 0 a 3 pontos: Incapacidade ou limitações severas;
- 4 a 6 pontos: Baixo desempenho;
- 7 a 9 pontos: Moderado desempenho;
- 10 a 12 pontos: Bom desempenho.

Palavras-chaves

- Avaliação.
- Força muscular.

Referências

1. Bevilacqua JB, Santos TD, Pereira SN, Matheus SC, Albuquerque IM. Associação entre força de preensão palmar e capacidade funcional em idosos candidatos à reabilitação cardíaca e idosos sem evento cardiovascular prévio. Revista Kairós-Gerontologia. São Paulo, 2020; 23(1), 471-489.
2. Porto JM, et al. Relationship between grip strength and global muscle strength in community--dwelling older people. Archives of Gerontology and Geriatrics. June, 2019; 82: p.273-278. Disponível em: https://doi.org/10.1016/j.archger.2019.03.005.
3. Dias JA, Ovando AC, Külkamp W, Junior NGB. Força de preensão palmar: métodos de avaliação e fatores que influenciam a medida. Rev Bras Cineantropom Desempenho Hum, 2010; 12(3):209-216.
4. Pavasini R, et al. Short Physical Performance Battery e mortalidade por todas as causas: revisão sistemática e meta-análise. Medicina BMC; 2016.
5. Rugila DF, Bisca GW, Dal Corso S, Furlanetto KC. Interpretação da capacidade funcional de membros inferiores: valores normativos para a prática clínica. In: Associação Brasileira de Fisioterapia Cardiorrespiratória e Fisioterapia em Terapia Intensiva; Martins JA, Karsten M, Dal Corso S, organizadores. PROFISIO Programa de Atualização em Fisioterapia Cardiovascular e Respiratória: Ciclo 7. Porto Alegre: Artmed Panamericana; 2021. p.63-101 (Sistema de Educação Continuada a Distância, v.2).
6. Nakano MM. Versão brasileira da Short Physical Performance Battery SPPB: adaptação cultural e estudo da confiabilidade. São Paulo, 2017. Dissertação de mestrado - Universidade Estadual de Campinas, Faculdade de Educação. Disponível em: http://libdigi.unicamp.br/document/?code=vtls000412296.

4 Prevenção de Quedas

Adriana Fátima Dutra
Siomara Tavares Fernandes Yamaguti

CONCEITO

De acordo com a Organização Mundial da Saúde (OMS), queda é o deslocamento não intencional do corpo para um nível inferior à posição inicial, com incapacidade de correção em tempo hábil.

Considerado um evento multifatorial, sua frequência e suas consequências, as quedas constituem uma das grandes síndromes geriátricas e um dos maiores problemas de saúde pública.

A queda é um evento bastante comum e devastador em idosos. Embora não seja uma consequência inevitável do envelhecimento, pode sinalizar o início de fragilidade ou indicar doença aguda.

RELEVÂNCIA DO TEMA

A hospitalização aumenta o risco de queda devido a alguns fatores como: piora do quadro clínico do paciente, introdução de novos medicamentos, uso de dispositivos restritivos, estado confusional agudo, imobilismo, entre outros. Tais particularidades, somadas ao ambiente hospitalar desconhecido elevam consideravelmente esse risco.

Uma pesquisa realizada no Brasil, evidenciou uma variação de 1,37 a 12,6 eventos para cada 1.000 pacientes-dia.

Em cerca de 50% dos casos a queda determina algum tipo de lesão. Em cerca de 10% dos casos a queda determina danos graves como fraturas, hemorragia e traumatismo cranioencefálico.

Em âmbito mundial, as quedas são responsáveis por 87% das fraturas e 50% das internações nos idosos.

Em geral os evento de queda, contribuem para aumentar o tempo de permanência hospitalar, os custos assistenciais, podendo inclusive ocasionar incapacidade física e o óbito do paciente.

Para o paciente idoso, as quedas recorrentes podem resultar em medo de deambular e comportamento repressor dos cuidadores, fatores que contribuem para restrição da autonomia e deterioração progressiva da qualidade de vida.

FATORES DE RISCO

Em razão de ser considerado um evento multifatorial, é importante identificar os preditores de quedas, é valorizar a interação entre os múltiplos fatores, uma vez que a ocorrência desse evento aumenta com o número de variáveis associadas.

Fatores intrínsecos

São representados por condições clínicas do paciente que raramente podem ser modificados. Em geral, estão relacionadas a distúrbios que comprometem o controle postural ou que determinam comportamento de risco.

Através da identificação dos fatores intrínsecos é possível selecionar subpopulações com maior risco, nas quais as ações de prevenção devem ser intensificadas.

Fatores extrínsecos

São representados por problemas relacionados à estrutura física do ambiente, às falhas nas rotinas assistenciais da instituição ou às deficiências relacionadas ao papel do cuidador.

Tabela 4.1. Fatores de risco intrínsecos e extrínsecos para quedas no ambiente hospitalar

Fatores extrínsecos	Fatores intrínsecos
• Sarcopenia	• Uso de calçados inadequados
• Distúrbio de equilíbrio	• Piso escorregadio ou molhado
• Déficit visual	• Espaço restrito de circulação
• Demência	• Objetos obstruindo o trajeto
• Delirium	• Ausência de barras de apoio
• Hipotensão ortostática	• Iluminação inadequada
• Urgência urinária e fecal	• Dispositivos restritivos
• Déficit motor focal	• Medicação Psicotrópica
• Neuropatia periférica	• Vasodilatadores e hipotensores
• Doença articular	• Falha ou demora em disponibilizar auxílio

COMO AVALIAR O RISCO DE QUEDA NO PACIENTE IDOSO INTERNADO?

A avaliação do risco de queda no ambiente hospitalar é realizada de forma sistemática, através de instrumentos para estratificação do risco. Através dessa avaliação é possível eleger quais as melhores estratégias a serem adotadas para prevenção do evento, conforme o grau de risco que cada paciente apresenta. Em geral, esses instrumentos avaliam critérios relacionados aos fatores intrínsecos (caracterizando o perfil do paciente) e extrínsecos (fatores que determinam maior possibilidade de intervenção).

Os instrumentos mais utilizados para avaliação do risco de queda no ambiente hospitalar são as escalas de *Morse*, escala *STRATIFY* e a *Johns Hopkins Fall Risk Assessment Tool*.

É importante ressaltar que, além da aplicação de instrumentos adotados pelas instituições para avaliação do risco de queda, a escala não deve ser utilizada como um fator isolado. A impressão clínica do profissional com base no conhecimento dos principais fatores de risco é fundamental.

ESTRATÉGIAS PARA PREVENÇÃO DE QUEDAS

Considerando que queda é um evento multifatorial, certamente as estratégias de prevenção devem ser implementadas por uma equipe multidisciplinar.

Culturalmente a responsabilidade pela prevenção de quedas no ambiente hospitalar sempre foi atribuída à equipe de enfermagem e fisioterapia. Para que possamos ser mais efetivos na prevenção desse evento, a participação das equipes de nutrição e farmácia é muito importante.

As estratégias para prevenção de quedas se tornam mais assertivas quando implementadas de acordo com o risco de queda que o paciente apresenta. Quanto maior o risco, mais devemos intensificar as medidas preventivas.

O desenvolvimento de um plano de cuidado individualizado através da avaliação do risco de queda é fundamental. Cada fator de risco deve contribuir para a implementação de uma medida preventiva específica.

O envolvimento do paciente e família no processo de prevenção de quedas durante o período de internação é fundamental. Podemos colocar essa estratégia em prática, através da educação do paciente/ família, explicando acerca dos fatores de risco identificados e quais as medidas preventivas necessárias.

Garantir que os pacientes com alto risco de quedas sejam atendidos e acompanhados pelas equipes fisioterapia (com o objetivo de desenvolver exercícios supervisionados de fortalecimento e equilíbrio, além de avaliar a necessidade do uso de dispositivos de auxílio à deambulação) e nutrição (com o objetivo de garantir o aporte calórico proteico necessários para subsidiar um trabalho mais efetivo e com maior ganho da equipe de fisioterapia).

A revisão cuidadosa da prescrição médica é uma atribuição importante da equipe de farmácia. Atenção especial a medicações com efeito em sistema nervoso central ou que podem contribuir para a hipotensão postural. Além disso o farmacêutico é um grande aliado do enfermeiro no processo de aprazamento das medicações, bem como, para a equipe médica, trazendo informações acerca de interações medicamentosas e ajuste de doses.

É importante sinalizar visualmente o paciente apresenta risco de quedas. Em geral essa sinalização é padronizada pelas instituições e realizadas por meio de pulseiras em cor específica, placas de sinalização beira leito ou no quarto do paciente e quadro de comunicação.

PREVENÇÃO DE QUEDAS *VERSUS* MOBILIDADE

Em geral as estratégias adotadas por boa parte das instituições são baseadas em restrição de mobilidade. Essa situação pode ser atribuída a falta de preparo adequado de profissionais, que quando cobrados acerca da redução dos eventos de quedas em suas unidades, acabam por restringir a autonomia do paciente, causando intimidação e medo. Essa postura inadequada pode acarretar prejuízo a idosos frágeis que apresentam maior risco de imobilismo e perda funcional.

Como exemplo de adoção de rotinas prejudiciais empregadas sob o falso pretexto de prevenção de quedas, podemos citar o uso de fraldas e coletores para pacientes que tem condições de utilizar o sanitário, o uso de contenção mecânica para pacientes que "insistem em sair da cama" e orientações do tipo: "fica quieto na cama para não cair".

É fundamental que a autonomia e do paciente seja respeitada e sua independência estimulada.

A educação permanente dos profissionais acerca de prevenção de quedas é um dos pilares que sustentam as melhores práticas acerca desse risco assistencial.

O QUE FAZER NA OCORRÊNCIA DE UM EVENTO DE QUEDA?

- O paciente deve ser atendido prontamente, aferir sinais vitais, avaliação do nível de consciência e coloca no leito.
- Realizar um exame físico detalhado, com o foco na identificação de escoriações, hematomas, sangramentos e especial atenção á inspeção do couro cabeludo, principalmente em casos em que o evento de queda não foi presenciado. Avaliar limitação de movimentos e dor através de mobilização das articulações.
- Solicitar uma avaliação médica do plantonista da unidade para detectar eventuais lesões e solicitar exames, em caso de necessidade, para investigar possíveis a extensão dos danos.

- Realizar registro em prontuário, contendo informações sobre o mecanismo da queda, possíveis fatores precipitantes, possíveis lesões e condutas adotas pela equipe.
- Após um evento de queda, a classificação do risco, bem como as medidas preventivas devem ser reavaliadas.
- A criação de um grupo multidisciplinar para a análise detalhada do evento com foco na identificação da causa fundamental, educação e aprendizado da equipe assistencial e implementação de planos de ação, é uma das principais estratégias para melhora dos processos assistenciais e amadurecimento da equipe.
- O monitoramento de indicadores de processo de resultado, nos permite mensurar a necessidade e efetividade da implementação de ações.

Bibliografia

Organização Mundial da Saúde. Relatório global da OMS sobre prevenção de quedas na velhice. De Campos LM, tradutora. São Paulo: Secretaria de Estado da Saúde, 2010.

Milat JA, Watson WI, Monger C, Barr M, Giffin M, Reid M. Prevalence, circumstances and consequences of falls among community-dwelling older people: results of the 2009 NSW Falls Prevention Baseline Survey. N. S. W. Public Health Bull 2011;22(3-4):438.

Portal da saúde [Internet]. Brasília: Ministério da Saúde. 2011. Quedas de idosos; [acesso em 02 out 2012]. Disponível em:http://portal. saude.gov.br/portal/saude/visualizar_texto. cfm?idtxt=33674&janela=1 https://proqualis.fiocruz.br/noticias/uma-pr%C3%A1tica-de-preven%C3%A7%C3%A3o-de-quedas

Caderno de Capacitação. Atendimento Seguro à pessoa Idosa Hospitalizada. Ministério da Saúde 2018-2020

Almeida RAR, Abreu CCF, Mendes AMOC. Quedas em doentes hospitalizado: contributos para uma prática baseada na prevenção. Revista de Enfermagem Referência, v 3, n.2, p.163-172, dez.2010

Caldevilla MNGN, Costa MASM. Quedas nos idosos em internamento hospitalar: que passos para a enfermagem. Revista Investigação em Enfermagem. 2009;19:25-28.

Buksman S, Vilela ALS, Pereira SEM, Lino VS, SVSB de G e G. *Quedas Em Idosos: Prevenção. Projeto Diretrizes.* Associação Médica Brasileira e Conselho Federal de Medicina.; 2008.

5 Delirium

Adriana Fátima Dutra
Daniel Apolinário

Além de ser um desafio para os profissionais e um fator de grande desgaste para os familiares, o *delirium* está associado a maior período de internação, maior risco de declínio funcional, taxas elevadas de institucionalização e maior mortalidade. Ensaios clínicos bem conduzidos revelam que 30% a 40% dos casos de *delirium* podem ser evitados por meio de programas multidisciplinares de prevenção e pela detecção precoce.

Entre os idosos hospitalizados, 15 a 35% preenchem critério para *delirium* no momento da admissão. Com a adição dos casos desenvolvidos após a admissão, em populações de alto risco, até 50% dos idosos apresentam *delirium* em algum momento durante a internação.

O *delirium* é uma condição subdiagnosticada, o que pode ser atribuído a deficiências de formação dos profissionais de saúde e a dificuldades intrínsecas do processo diagnóstico. Assim, a identificação dessa condição depende de estratégias proativas baseadas em protocolos e programas de educação permanente.

O *delirium*, ou estado confusional agudo, caracteriza-se por uma alteração aguda do estado mental associada à dificuldade de manter a atenção, ao pensamento desorganizado e à alteração do nível de consciência. Outra característica comum do *delirium* é a flutuação, com períodos em que o paciente apresenta alterações marcadas e outros em que pode parecer normal.

SUB TIPOS DO *DELIRIUM*

O *delirium* pode ser classificado quanto ao subtipo motor em hiperativo, hipoativo ou misto.

Cada sub tipo apresenta uma característica:

- **Hiperativo**: caracterizado por irritabilidade, hiperatividade, agitação, alucinações, agressividade. É considerado o subtipo mais comum, pois suas características não passam desapercebidas e o seu manejo é bastante desafiador.
- **Hipoativo:** caracterizado por quadros de apatia, lentificação, imobilismo e sonolência.
- **Misto:** quando ocorre alternância entre os dois sub tipos citados acima (ex.: sonolência durante o dia e agitação à noite).

Apesar de ser o subtipo mais subdiagnosticado, é o subtipo mais comum e o que apresenta maior índice de mortalidade.

FATORES PREDISPONENTES

Os fatores predisponentes são características não modificáveis que determinam maior risco de *delirium*. O reconhecimento desses fatores permite a seleção de uma subpopulação mais vulnerável para a qual devem ser direcionados esforços de prevenção e monitoramento. Entre os fatores predisponentes mais importantes, estão:

- Idade avançada (especialmente acima dos 75 anos).
- Antecedente de demência.
- Déficit sensorial (visual ou auditivo).
- Etilismo.
- Doença de base grave.

ESTRATÉGIAS DE PREVENÇÃO DO *DELIRIUM*

Cerca de metade dos casos de *delirium* pode ser evitada por meio de programas de prevenção.

As estratégias de prevenção são compostas de um conjunto de medidas que visam:

- facilitar a orientação temporal e espacial;
- promover a sensação de familiaridade com o ambiente;
- desenvolver atividades de estimulação cognitiva;
- favorecer o ciclo sono-vigília;
- estimular a mobilidade;
- evitar dispositivos que causam restrição e desconforto;
- reconhecer e tratar adequadamente a dor;

- evitar a desidratação;
- corrigir os déficits sensoriais;
- evitar medicações com atividade em sistema nervoso central.

As medidas preventivas devem ser implementadas de forma universal, em todo o ambiente hospitalar e intensificadas nos pacientes com alto risco de *delirium*.

MEDIDAS AMBIENTAIS DE PREVENÇÃO

- Durante o dia, é importante manter um ambiente bem iluminado, ativo e estimulante.
- Calendários e relógios devem ser posicionados em local de fácil visualização.
- A presença de objetos pessoais do paciente deve ser estimulada (travesseiro, porta-retratos, imagens religiosas, rádio, livros etc.).
- Durante a noite, o nível de ruído na unidade deve ser reduzido ao máximo, observando-se cuidado especial com conversas, alarmes e movimento de carrinhos.
- Um ambiente quente e abafado deve ser evitado durante a noite. A faixa de temperatura mais confortável para favorecer o sono está entre 22°C e 24°C.

MEDIDAS PREVENTIVAS QUE DEVEM SER ORIENTADAS AO CUIDADOR

- A presença de um acompanhante com o qual o paciente esteja familiarizado e tenha afinidade serve como elemento de referência e segurança durante a internação.
- A estimulação cognitiva deve ser realizada pelo menos três vezes ao dia. Como exemplo, podemos citar: ler e discutir notícias; fazer palavras-cruzadas; jogar carta ou jogos de tabuleiro; ouvir música; conversar sobre momentos agradáveis do passado; rever álbuns de fotografia; etc.
- Nos pacientes que apresentam déficit sensorial, dispositivos compensatórios de uso habitual (óculos, aparelho auditivo) devem ser trazidos para o hospital e a sua utilização estimulada.
- As sonecas prolongadas devem ser evitadas durante o dia, pois podem quebrar a regulação do ciclo sono-vigília.
- As rotinas preparatórias para o sono, que o indivíduo tem em casa, devem ser mantidas no hospital sempre que possível. Alguns elementos como tomar uma bebida quente, ouvir uma música calma ou receber uma massagem podem ajudar a relaxar.
- Durante a noite, um ambiente escuro e silencioso deve ser mantido, evitando-se luzes acessas, celulares e televisão ligada.

MEDIDAS PREVENTIVAS A SEREM OBSERVADAS PELOS PROFISSIONAIS

- A rotatividade dos funcionários deve ser minimizada. A presença do mesmo profissional em dias subsequentes favorece o vínculo e a sensação de familiaridade com o ambiente.
- Durante a noite, as entradas no quarto ou box para aferição de sinais vitais e administração de medicações devem ser restritas. Sempre que possível, as rotinas devem ser flexibilizadas para respeitar o período das 22 às 6 horas.
- A mobilidade deve ser estimulada. Entre os idosos frágeis, a estratégia mais efetiva de promoção da mobilidade é disponibilizar auxílio para transferência e assistência à marcha.
- O uso de sondas e cateteres deve ser evitado, especialmente no idoso com demência ou *delirium*, que pode precisar de contenção mecânica para manutenção do dispositivo.
- Os profissionai devem estar atentos à presença de dor, desidratação e obstipação. Essas condições geralmente são subvalorizadas no hospital e podem desencadear *delirium*.

IDENTIFICAÇÃO DO *DELIRIUM*

Estudos revelam que apenas 30% dos casos de *delirium* são identificados no ambiente hospitalar. É importante que os profissionais de diferentes áreas saibam identificar o *delirium* e mantenham um alto índice de suspeição para os sinais listados a seguir:

- Confusão (períodos em que a pessoa fala coisas sem sentido).
- Desorientação (dificuldade de situar-se no tempo ou no espaço).
- Agitação (resistência aos cuidados, tentativa de retirar dispositivos, insistência em ir embora); Sonolência excessiva (adormecer enquanto os profissionais estão no ambiente).
- Desorganização do ciclo sono-vigília (agitação à noite e sonolência durante o dia).
- Alucinações (visualização de objetos inexistentes, bichos ou pessoas que já faleceram).
- Alteração de comportamento (irritabilidade, agressividade ou apatia excessivas).

INVESTIGAÇÃO DOS FATORES PRECIPITANTES

Uma vez que o quadro de *delirium* tenha sido identificado, uma investigação cuidadosa dos fatores precipitantes deve ser conduzida.

- **Fatores precipitantes** são condições ou circunstâncias que atuam em conjunto para desencadear o *delirium* e que têm importância especial por serem potencialmente reversíveis.

É importante garantir que os fatores mais comuns sejam revisados, sugerimos que a equipe faça a investigação dos fatores precipitantes considerando os seguintes pontos:

Quadro 5.1. Fatores precipitantes

Precipitante	Comentários
Infecção	• Os quadros infecciosos podem ter apresentação atípica entre os idosos • O *delirium* frequentemente aparece como manifestação inicial de uma infecção
Desidratação	• Comum nos quadros de diarreia e vômito • Também pode ocorrer nos idosos com baixa ingestão alimentar, em uso de diuréticos e acesso limitado aos líquidos (restrição hídrica, líquidos espessados, demência, imobilidade)
Distúrbios eletrolíticos e metabólicos	• Os distúrbios mais comuns são uremia, hiperglicemia, alterações de sódio e cálcio • Deficiência de vitamina B12 ou tiamina e hipotireoidismo podem ser considerados se a investigação inicial for infrutífera
Hipoperfusão ou hipóxia	• São fatores precipitantes de *delirium* comuns nos quadros de sepse grave, choque cardiogênico e insuficiência respiratória
Medicações	• Risco elevado em pacientes com polifarmácia, em uso de medicações psicotrópicas e anticolinérgicas • Atenção aos idosos com *clearance* renal reduzido e sarcopenia, nos quais a famacocinética pode estar alterada e doses usuais podem ser iatrogênicas
Dor	• Pacientes com demência avançada não expressam sintomas • Observar sinais como gemência inquietação, taquipneia, posição rígida, expressão facial • Atenção às causas negligenciadas de dor no paciente com demência, incluindo retenção urinária, abdome agudo e lesão por pressão
Imobilidade	• A mobilidade por períodos prolongados pode ser uma causa de dor osteomuscular, inquietação e sensação de aprisionamento
Obstipação	• A obstipação está associada aos quadros de *delirium* por mecanismos pouco conhecidos, mas que podem envolver o próprio desconforto abdominal
Sondas, cateteres e contenção mecânica	• Esses dispositivos podem trazer restrição, incômodo, dificuldade de posicionamento no leito e sensação de aprisionamento

MANEJO NÃO FARMACOLÓGICO

Uma vez realizado o diagnóstico de *delirium* e abordados os fatores precipitantes passíveis de correção, é importante reforçar as ações (que já deviam ter sido implementadas de forma preventiva) para garantir a manutenção do ciclo sono-vigília, favorecer a orientação temporal, promover a sensação de familiaridade com o ambiente e promover estimulação cognitiva.

Os cuidadores devem receber informações sobre *delirium*, incluindo explicações sobre causas, curso esperado e instruções sobre como lidar com o quadro.

As intervenções de reorientação devem ser implementadas pelos familiares e pela equipe. O paciente deve ser relembrado – de forma gentil e quantas vezes forem necessárias – porque está no hospital, quem são as pessoas envolvidas no cuidado, que dia é hoje etc.

O paciente deve ser alocado próximo ao posto de enfermagem, para facilitar os cuidados.

Algumas técnicas de comunicação úteis para lidar com o paciente agitado devem ser utilizadas pelos profissionais e ensinadas aos familiares:

- Valorize as preocupações. Mesmo que sejam irreais, as demandas devem ser ouvidas. Utilize frases como: "Entendo a sua preocupação" – "nós vamos cuidar disso" ou "Você tem razão de estar chateado e eu vou tentar ajudar". Considere a possibilidade de sentar-se ao lado do paciente por alguns momentos para demonstrar empatia em relação às suas preocupações e medos.
- Utilize o toque e o contato visual sempre que possível. Caso julgue adequado do ponto de vista pessoal e cultural, segure a mão do paciente e faça contato visual enquanto conversa. Reforce a importância dessa atitude para os familiares.
- Não corrija o paciente com confrontações ou ironia. Mesmo que o paciente esteja equivocado e apresente ideias sem sentido, não confronte, não tente provar algo por argumentos lógicos e não ridicularize. Prefira redirecionar a conversa para assuntos agradáveis.
- Mude o foco e o clima psicológico do ambiente. Muitos idosos com *delirium* melhoram do quadro de agitação quando são convidados a contar sobre o seu passado, falar da sua família, ouvir histórias, ouvir músicas de sua preferência ou fazer uma oração.

MANEJO FARMACOLÓGICO

Os antipsicóticos e outras medicações utilizados na tentativa de tratar o *delirium* apresentam efetividade limitada, podem prolongar o quadro e estão associados a riscos significativos como sedação excessiva e broncoaspiração. Assim, recomenda-se que a administração de antipsicóticos seja realizada apenas em casos com sintomas psicóticos intensos ou agitação grave, nos quais as abordagens não farmacológicas tenham sido esgotadas.

Infelizmente, na maioria dos hospitais ainda predominam a subutilização dos recursos não farmacológicos e o abuso dos recursos farmacológicos.

A abordagem não farmacológica exige profissionais bem preparados, demanda disponibilidade de tempo junto ao paciente e requer um modelo assistencial bem coordenado. Nos ambientes despreparados, a abordagem farmacológica acaba sendo a alternativa mais fácil, causando riscos ao paciente.

CONCLUSÃO

Além de todos os aspectos acerca do *Delirium* discutidos neste capítulo, sabemos que ainda se trata de uma condição subdiagnosticada devido a algumas dificuldades:

- falta de conhecimento dos profissionais sobre essa condição;
- a noção equivocada de que o *delirium* está sempre associado à agitação (forma hiperativa), fazendo com que os casos de *delirium* hipoativo não sejam percebidos;
- a flutuação do quadro, fazendo com que em alguns momentos o indivíduo pareça estar bem;
- a cultura equivocada de que é normal o idoso ficar confuso no hospital;
- a noção errônea de que o diagnóstico não é relevante porque não há nada a ser feito.

Acreditamos que a capacitação dos profissionais para a prevenção, a identificação e o manejo do *delirium* seja uma ferramenta imprescindível para modificar essa cultura e melhorar esse cenário.

Bibliografia

Marco Antonio ER. *Delirium* in Hospitalized Older Adults. Solomon CG, ed. N. Engl. J. Med., v. 377, n. 15, p. 1456-1466, 2017.
Avelino-Silva TJ, et al. Prognostic effects of *delirium* motor subtypes in hospitalized older adults: A prospective cohort study. PLoS One., v. 13, n. 1, p. e0191092, 2018.
Hshieh TT, et al. Hospital Elder Life Program: Systematic Review and Meta- analysis of Effectiveness. Am. J. Geriatr. Psychiatry., v. 26, n. 10, p. 1015-1033, 2018.

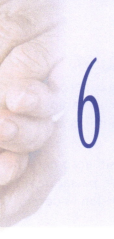

6 Abordagem do Paciente Idoso com Risco Nutricional

Juliana Guedes Simões
Juliana Souza Santos
Lilian de Carla Sant Anna
Thamires Cabral Diniz

ASPECTOS NUTRICIONAIS DO IDOSO HOSPITALIZADO

O envelhecimento é um processo caracterizado por mudanças anatômicas e funcionais que ocorrem de forma progressiva e ocasionam prejuízos desde a capacidade funcional até nos processos metabólicos do organismo. Dentre as modificações fisiológicas relacionadas a nutrição, pode-se destacar: redução do olfato e paladar, perda progressiva do número de papilas gustativas e da produção de saliva, dificuldade de mastigação, redução da produção de enzimas digestivas e menor eficiência do sistema imunológico.[1,2]

Durante a internação, o paciente idoso apresenta risco de deterioração do estado nutricional por fatores como: uso de medicações que inibem o apetite; jejum para exames e procedimentos; restrições alimentares por indicação médica; dificuldade de adaptar-se ao cardápio do hospital; e a presença de condições como náusea, obstipação, lesões orais, delirium e disfagia.

A desnutrição induz o catabolismo muscular, podendo agravar um quadro de sarcopenia e de declínio funcional. Aumenta, ainda, o risco de infecções, favorece a formação de lesões por pressão e está associada a um maior tempo de permanência no hospital e à maior mortalidade.

Nesse contexto é fundamental conhecer os aspectos nutricionais do idoso hospitalizado, uma vez que é possível estabelecer diagnóstico e condutas nutricionais direcionadas para a melhora da qualidade de vida dessa população.

IDENTIFICAÇÃO DO RISCO NUTRICIONAL DO IDOSO HOSPITALIZADO

A identificação do risco nutricional possui um importante papel na prevenção da perda de peso ponderal e um efeito positivo quanto à recuperação do estado nutricional e ao melhor prognóstico através da conduta nutricional adequada conforme a individualidade de cada paciente.[4]

Mais importante do que a detecção da desnutrição (situação geralmente óbvia) é a detecção de risco nutricional (situação que pode passar despercebida). Entre os fatores de risco nutricional aos quais os profissionais devem estar atentos, destacamos:

- **Índice de massa corpórea (IMC).** Enquanto o IMC considerado normal em adultos jovens varia de 18,5 kg/m² a 25 kg/m², entre as pessoas idosas a faixa ideal está entre 22 kg/m² e 27 kg/m². Pacientes idosos com IMC < 22 kg/m² apresentam maior risco nutricional.
- **Circunferência de panturrilha.** Trata-se de uma tomada de medida simples, que pode ser realizada com uma fita métrica. A circunferência da panturrilha é um marcador de estado nutricional especialmente influenciado pela massa muscular. Pessoas idosas com uma medida de panturrilha < 31 cm apresentam maior risco nutricional.
- **Perda involuntária de peso.** A perda ponderal deve ser calculada pela porcentagem em relação ao peso usual. Por exemplo, se o indivíduo apresentava 70 kg e perdeu 7 kg, terá apresentado uma redução de 10%. Perdas entre 5% e 10% determinam risco nutricional e devem desencadear ações de investigação e tratamento. Perdas acima de 10 % ocorrem no contexto de condições graves e estão associadas a um prognóstico ruim.
- **Redução da ingesta alimentar.** Indivíduos que relatam redução importante da ingesta em comparação à quantidade habitual, que ingerem menos de 75% da refeição oferecida no hospital, ou que "pulam" refeições com frequência estão em condição de risco nutricional.

A triagem nutricional é uma ferramenta de fácil acesso e sensível para detectar características indicativas quanto ao estado nutricional e deve ser realizada em até 24 horas da admissão hospitalar para possibilitar uma intervenção nutricional de forma mais precoce; permite detectar possíveis riscos nutricionais que o idoso pode apresentar, pois dessa forma é obtido o diagnóstico nutricional, possibilitando o direcionamento das intervenções a serem realizadas ao paciente.[4]

A Figura 6.1 apresenta o processo de cuidado nutricional no ambiente hospitalar.

Uma das ferramentas utilizadas para triagem e avaliação da população idosa é a Mini Nutritional Assessment Short Form® - Mini Avaliação Nutricional Reduzida (MNA-SF®), a qual aborda questões alimentares, mentais e físicas, permitindo uma análise sensível e específica, conforme demonstra a Tabela 6.1.[4,5]

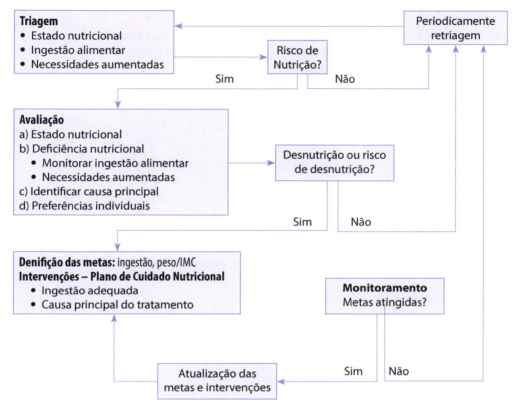

Figura 6.1. Processo de cuidado nutricional – BRASPEN (2019).

Uma avaliação nutricional permite coletar dados referentes ao consumo alimentar, peso habitual, histórico de perda de peso, hábito intestinal, alergia e/ou intolerância alimentar, preferências e aversões alimentares; avaliar os parâmetros bioquímicos; verificar interação droga-nutriente e realizar medidas antropométricas (peso, altura e circunferência da panturrilha- CP).

A partir da avaliação antropométrica por exemplo, o idoso poderá ser classificado de acordo com o Índice de Massa Corporal (IMC) como baixo peso (IMC ≤ 23,1 kg/m²), eutrofia (IMC > 23 kg/m² e < 28 kg/m²), sobrepeso (IMC ≥ 28 kg/m² e < 30 kg/m²) e obesidade (IMC ≥ 30 kg/m²) conforme a classificação da Organização Pan Americana da Saúde (OPAS).[1]

Já a circunferência de panturrilha (CP) é uma medida antropométrica utilizada para estimar a massa muscular de idosos, a qual indica o desempenho físico, a sobrevida e o risco de readmissão hospitalar. O ponto de corte para idosos brasileiros é ≤ 34 cm para homens e ≤ 33 cm para mulheres, o que indica a redução da massa muscular.[1]

Tabela 6.1. Nutritional Assessment Short Form® – Miniavaliação Nutricional Reduzida (MNA-SF®) – *Nestlé Nutrition Services*

A) Nos últimos três meses houve diminuição da ingesta alimentar devido a perda de apetite, problemas digestivos ou dificuldade para mastigar ou deglutir?

(0) = diminuição grave da ingesta
(1) = diminuição moderada da ingesta
(2) = sem diminuição grave da ingesta

B) Perda de peso nos últimos 3 meses

(0) = Superior a três quilos
(1) = Não sabe informar
(2) = Entre um e três quilos
(3) = Sem perda de peso

C) Mobilidade

(0) = Restrito ao leito ou à cadeira de rodas
(1) = Deambula mas não é capaz de sair de casa
(2) = Normal

D) Passou por algum *stress* psicológico ou doença aguda nos últimos três meses

(0) = Sim   (2) = Não

E) Problemas neuropsicológicos

(0) = Demência ou depressão graves
(1) = Demência ligeira
(2) = Sem problemas psicológicos

E) Índice de massa corporal = peso em kg / (estatura em m)²

(0) = IMC < 19
(1) = 19 ≤ IMC < 21
(2) = 21 ≤ IMC < 23
(3) = IMC ≥ 23

Pontuação da triagem (subtotal, máximo de 14 pontos); 12-14 pontos: estado nutricional normal; 8-11 pontos: sob risco de desnutrição; 0-7 pontos: desnutrido.

É preciso atentar ao fato de que o IMC < 22 kg/m2, a circunferência da panturrilha < 31 cm e a perda ponderal são marcadores tardios de risco nutricional, pois demoram semanas ou meses para se alterarem.

Por outro lado, o monitoramento da taxa de aceitação das refeições permite uma detecção precoce do risco nutricional e deve ser considerado como uma rotina fundamental na atenção ao idoso hospitalizado.

A aceitação alimentar pode ser avaliada por meio da observação visual das refeições ofertadas aos pacientes e questionada, sendo classificada como boa aceitação quando a ingestão for igual ou maior de 75%, regular quando entre 25 a 50%, e classificada como ruim ou baixa, quando inferior a 25%.[11]

A prevalência da desnutrição em idosos disfágicos é de 36,8% e de risco nutricional de 55,3%, quando comparados à idosos sem a presença de tal disfunção.

Estudos demonstram que a baixa ingestão alimentar relaciona-se com desfechos desfavoráveis ao longo da internação.[12]

ABORDAGEM DO IDOSO COM RISCO NUTRICIONAL

A adoção de algumas práticas deve ser considerada afim de alcançar as necessidades nutricionais do paciente.

- Os protocolos para exames e procedimentos devem ser otimizados para reduzir o tempo de jejum do paciente ao mínimo possível. Indivíduos com risco nutricional devem ter exames e procedimentos agendados para o início da manhã e serem priorizados na ordem de chamada;
- A apresentação atraente dos pratos não deve ser considerada um luxo. A atenção a fatores como o aspecto dos alimentos, o aroma, a temperatura e os recipientes utilizados são fundamentais;
- A atenção às preferências alimentares não pode ser negligenciada. Garantir a variedade dos alimentos, permitir escolhas, disponibilizar temperos de uso habitual e adaptar os horários das refeições em atendimento aos hábitos do paciente são facilitadores com grande impacto na aceitação;
- No momento das refeições, garanta um ambiente tranquilo e isento de odores desagradáveis;
- Pacientes idosos com demência ou déficit motor necessitam de assistência nas refeições. Os profissionais devem estar atentos à essa demanda nos indivíduos com suporte familiar insuficiente e verificar, à cada refeição, se o acesso aos alimentos está sendo garantido.

FATORES A SEREM CHECADOS NOS CASOS DE BAIXA INGESTÃO ALIMENTAR

Restrições alimentares

As dietas com restrição (ex.: hipossódica, para diabetes etc.) alteram o sabor e a variedade dos alimentos oferecidos. Essas restrições muitas vezes ocorrem mais por hábito de prescrição do que por necessidade real. No paciente idoso com baixa aceitação da dieta, as restrições devem ser revistas considerando-se a possibilidade de flexibilização.

Desconforto abdominal

Condições como náusea, obstipação e distensão são comuns nos quadros de agudização e interferem diretamente no padrão alimentar. O paciente muitas vezes não relata os sintomas, entendendo que fazem parte do quadro. Assim, essas condições devem ser investigadas ativamente para que o tratamento adequado seja instituído.

Medicações

Diversas medicações podem reduzir a ingestão alimentar, inibindo o apetite, causando náusea, alterando o paladar ou gerando xerostomia.

Dificuldade de mastigação

O idoso pode apresentar dificuldade de mastigação por edentulismo, prótese mal adaptada ou doença periodontal. Durante a hospitalização, o paciente pode ainda desenvolver lesões orais resultantes de candidíase e estomatite. Um exame da cavidade oral é fundamental, pois essas condições nem sempre são percebidas e reportadas.

Distúrbios de deglutição

A disfagia orofaríngea está associada à redução do aporte calórico obtido por via oral. Os profissionais devem estar atentos a sinais como tosse, cansaço ou voz molhada durante a refeição. A necessidade de um tempo excessivo para finalizar a refeição também deve levantar essa suspeita.

Transtornos neuropsiquiátricos

Sintomas depressivos graves podem comprometer o padrão alimentar do paciente idoso. O delirium pode fazer com que refeições deixem de ser oferecidas nos períodos de sonolência ou agitação. Assim, a detecção dos distúrbios neuropsiquiátricos deve ser um componente básico da abordagem de risco nutricional.

ATENÇÃO COM AS DIETAS DE CONSISTÊNCIA MODIFICADA

Como parte da abordagem dos quadros de disfagia orofaríngea, a consistência da dieta é frequentemente modificada para reduzir o risco de broncoaspiração (ex.: dieta pastosa ou dieta batida). Muitos idosos perdem o prazer da alimentação com essas modificações, relatando que todos os alimentos oferecidos parecem ter o mesmo aspecto, a mesma textura ou o mesmo sabor. Além disso, é comum que a adaptação da consistência resulte em um empobrecimento da variedade e do valor nutricional dos alimentos. Assim, quando não é planejada com o devido cuidado, essa intervenção pode resultar na redução do aporte calórico.

Por apresentar um impacto importante na qualidade de vida e na aceitação dieta, a consistência modificada nunca deve ser imposta de forma brusca e unilateral, sem os devidos esclarecimentos ao paciente e cuidados com o preparo. As dietas de consistência modificada devem ser preparadas com as técnicas culinárias necessárias para manter ou aumentar o aporte calórico, garantir a variedade dos alimentos e oferecer uma apresentação agradável.

Sempre que uma modificação dessa natureza é introduzida, nas semanas subsequentes a taxa de aceitação das refeições e os parâmetros antropométricos devem ser cuidadosamente monitorados.

Com o objetivo de praticidade em relação as modificações das consistências dos alimentos, é comum o uso de espessantes alimentares no caso de líquidos por exemplo.

No entanto é comum observarmos que seu uso repercute em redução no consumo de líquidos. Estudos demonstram uma menor ingestão hídrica, e seu consumo é menor quanto há um aumento da quantidade e espessantes utilizados, estando associados a quadros de desidratação.[16-18] Alterações causadas devido a modificação da palatabilidade e da textura das bebidas, o que compromete a adesão do seu uso.[20]

Diante das adequações nas consistências dos alimentos oferecidos aos pacientes internados, é de extrema importância a comunicação efetiva entre os membros da equipe multiprofissional responsáveis pelo processo de prescrição e liberação de dieta, destacando principalmente a relação entre equipe de Fonoaudiologia e Nutrição.[21]

TERAPIA NUTRICIONAL ORAL

Os suplementos nutricionais constituem um recurso importante na abordagem do idoso hospitalizado com risco nutricional, intervenção para a qual existem boas evidências de custo-efetividade, com impacto significativo na redução de complicações secundárias, na mortalidade e no tempo de permanência.

Evidências recentes têm revelado que a suplementação não deve ser considerada apenas em casos óbvios de desnutrição, após vários dias de ingestão reduzida ou após uma evolução nutricional claramente desfavorável.

Os suplementos devem ser considerados precocemente, desde os primeiros dias de internação, em todos os idosos com risco nutricional, especialmente naqueles que já na avaliação inicial apresentaram quadro de ingestão alimentar reduzida.

Os objetivos da TN em geriatria são:[24]

1. Oferecer energia, proteína e micronutrientes em quantidades suficientes
2. Manter ou melhorar o estado nutricional
3. Proporcionar condições para a melhor reabilitação
4. Promover a qualidade de vida
5. Reduzir a morbidade e a mortalidade.

A terapia nutricional oral (TNO) é encontrada sob formas variadas de apresentação e sabor. Deve-se observar sua aceitação, pois alguns pacientes podem interromper seu uso por monotonia, rejeição do sabor ou em decorrência das alterações de paladar causadas por alguns tratamentos e doenças. Nessas situações, a aplicação da técnica dietética para criar receitas e preparações com o uso da TNO pode estimular e melhorar a aceitação.[25]

Quando a TNO é bem indicada e utilizada, torna-se altamente especializada, contribuindo para o tratamento clínico e a recuperação e/ou manutenção do estado nutricional do paciente.[26]

Stratton et al. realizaram um estudo com 50 pacientes com fratura de fêmur e diagnóstico nutricional de desnutrição. No período pós-operatório, os pacientes que receberam TNO tiveram maiores ganhos energético-proteico e de vitaminas hidrossolúveis, sem interferência no apetite, quando comparados ao grupo que não recebeu TNO.[27]

Em uma metanálise com 55 estudos, incluindo 9.187 indivíduos, concluiu-se que a TNO melhorou o estado nutricional e diminuiu a mortalidade e as complicações em idosos desnutridos.[28]

Milnes et al., em metanálise com 4.790 pacientes idosos desnutridos ou em risco de desnutrição, demonstraram que a TNO tem efeito positivo no estado nutricional, com ganho de peso, redução do tempo de permanência hospitalar e redução da mortalidade.[29]

Assim, a definição sobre a quantidade, a qualidade, a composição e a consistência da TNO deve ser individualizada segundo a morbidade, o estado nutricional, a aceitação alimentar e o grau de disfagia de cada paciente.[30]

CONSIDERAÇÕES IMPORTANTES NA TNO

- Os suplementos nutricionais orais não devem ser utilizados em substituição às refeições ou como única fonte alimentar. Devem ser oferecidos com um "lanche" entre as refeições principais, no período da manhã (entre o café e o almoço) e no período da tarde (entre o almoço e o jantar);
- Deve-se observar a sua aceitação, pois alguns pacientes podem interromper o uso por monotonia ou rejeição do sabor. Nessas situações, é possível trocar o sabor do suplemento ou aplicar técnicas dietéticas para criar receitas e preparações alternativas (ex.: bater com sorvete ou fruta);
- Entre os idosos mais frágeis ou com quadros mais graves, é comum que haja dificuldade de ingerir o volume necessário desses suplementos. Nesses casos, estão indicados suplementos que concentram alta densidade calórica em um pequeno volume. Estão disponíveis no mercado suplementos com até 2,4 kcal/mL que são particularmente adequados para os idosos frágeis.

Assim, o cuidado nutricional compreende diversas abordagens, incluindo a orientação nutricional, enriquecimento das refeições, fornecimento de lanches intermediários e de suplementos nutricionais orais.

Em idosos com risco de desnutrição, o uso de suplementos orientados por nutricionistas resultou em maior ganho de peso e menor risco de quedas, quando comparado ao grupo que recebeu somente a visita nutricional.

Em idosos institucionalizados, o consumo de calorias aumentou 30% entre os que receberam lanches intermediários e 50% para os que receberam suplemento. O uso de suplementos nutricionais orais hiperproteicos, resultou em menor risco de complicações, menor número de readmissões hospitalares, maior força de preensão palmar, maior ingestão proteica energética e em melhora no peso corporal. Recomenda-se que o suplemento nutricional oral forneça pelo menos 400 kcal com até 30% de calorias oriundas de fontes proteicas.[1]

A associação de diferentes estratégias no cuidado nutricional como enriquecimento calórico e proteica da dieta, a oferta de suplementos nutricionais orais e o aconselhamento até 3 meses após a alta hospitalar, refletem em efeitos positivos na ingestão calórico proteica.[1]

Referências Bibliográficas

1. BRASPEN (Brazilian Society of Parenteral and Enteral Nutrition). Diretriz BRASPEN de Terapia Nutricional no Envelhecimento. BRASPEN J 2019; 34 (Supl 3)7-10. Disponível em: https://www.braspen.org/_files/ugd/a8daef_13e9ef81b44e4f66be32ec79c4b0fbab.pdf
2. Campos, MTF; Monteiro, JBR; Ornelas, APRC. Fatores que afetam o consumo alimentar e a nutrição do idoso. Rev. Nutr., Campinas 13(3): 157-165, set./dez., 2000.
3. Siqueira AB, Cordeiro RC, Perracini MR, Monica RR, Ramos LR.Impacto funcional da internação hospitalar de pacientes idosos. Rev Saúde Pública. 38(5): 687-94, 2004.
4. Arruda NR, Oliveira ACC, Garcia LJC, Nicole R, Oliveira ACCC, Garcia LJ. Risco nutricional em idosos: comparação de métodos de triagem nutricional em hospital público. RASBRAN - Revista da Associação Brasileira de Nutrição. São Paulo, SP, Ano 10, n.1, p. 59-65, Jan-Jun. 2019.
5. NESTLÉ NUTRITION INSTITUTE. MNA®. 2006. Disponível em: https://www.mna-elderly.com/forms/MNA_portuguese.pdf
6. Silva MLN; Marucci MFN, Roediger, MFN, Manuela A. Tratado de nutrição em gerontologia. Barueri: Manole, 2016.
7. Tavares EL; Santos DM, Ferreira, AA, Menezes, MF. Avaliação nutricional de idosos: desafios da atualidade. Rev. Bras. Geriatr. Gerontol., Rio de Janeiro, 2015; 18(3): 643-650.
8. Bozzetti F, Gianotti L, Braga M, Di Carlo V, Mariani L. Postoperative complications in gastrointestinal cancer patients: The joint role of the nutritional status and the nutritional support. [internet]. Clinical Nutrition 2007; 26(6):698–709. Disponível em: https://www.sciencedirect.com/science/article/abs/pii/S026156140700101X
9. Dupertuis YM, Kossovsky MP, Kyle UG, Raguso CA, Genton L, Pichard C. Food intake in 1707 hospitalised patients: a prospective comprehensive hospital survey. [internet]. Clinical Nutrition. 2003; 22(2):115–23. Disponível em: https://www.sciencedirect.com/science/article/abs/pii/S0261561402906230

10. Garcia RWD, Leandro-Merhi VA, Pereira AM. Estado nutricional e sua evolução em pacientes internados em clínica médica. [internet]. Revista Brasileira de Nutrição Clínica. 2004; 19(2): 59-63. Disponível em: https://citeseerx.ist.psu.edu/document?repid=rep1&type=pdf&doi=-2608f68b5eaa668a1a30bd2d9e3c4aeaf62e8c26#page=19
11. Leandro-Merhi VA, Srebernich SM, Gonçalves GMS, de Aquino JLB. Perda de peso hospitalar, dieta prescrita e aceitação alimentar. Arquivos Brasileiros de Cirurgia Digestiva. [Internet]. 2015; 28(1):8–12. Disponível em: https://www.scielo.br/j/abcd/a/DFwKMTZ3v44Q5crhfwG9LRL/?format=pdf&lang=pt
12. Cederholm T, Jensen GL, Correia MITD, Gonzalez MC, Fukushima R, Higashiguchi T, et al. GLIM criteria for the diagnosis of malnutrition – A consensus report from the global clinical nutrition community. Journal of Cachexia, Sarcopenia and Muscle. [internet]. 2019;10(1):207–17. Disponível em: https://onlinelibrary.wiley.com/doi/full/10.1002/jcsm.12383
13. Pinto IVL, Castro M dos S, Reis AMM. Descrição da atuação do farmacêutico em equipe multiprofissional com ênfase no cuidado ao idoso hospitalizado. Revista Brasileira de Geriatria e Gerontologia. [internet]. 2013; 16(4):747–58. Disponível em: https://www.scielo.br/j/rbgg/a/VWr5MvGksjvJb748phLSsJw/?lang=pt
14. Queiroz TA, Ribeiro ACM, Guedes MVC, Coutinho DTR, Galiza FT de, Freitas MC de. Cuidados paliativos ao idoso na terapia intensiva: olhar da equipe de enfermagem. Texto & Contexto - Enfermagem. [internet]. 2018; 27(1). Disponível em: https://www.scielo.br/j/tce/a/WFzGhtvNyzHmq7xLffMD9pn/?lang=pt
15. Souza CLM de, Guimarães MF, Penna LM, Pereira ALC, Nunes JDA, Azevedo EHM. Rastreio do risco de disfagia em pacientes internados em um hospital universitário. Distúrbios da Comunicação. [Internet]. 2020; 32(2):277–84. Disponível em: https://revistas.pucsp.br/index.php/dic/article/view/47712/32290
16. Silva LM da. Disfagia orofaríngea pós-acidente vascular encefálico no idoso. Revista Brasileira de Geriatria e Gerontologia. [Internet]. 2006; 9(2):93–106. Disponível em: https://www.scielo.br/j/rbgg/a/TMYcdgnJZgL6JPqqf97DhmS/?lang=pt
17. Galán Sánchez-Heredero MJ, Santander Vaquero C, Cortázar Sáez M, Morena López F de la, Susi R, Martínez Rincón C. Malnutrición asociada a disfagia orofaríngea en pacientes mayores de 65 años ingresados en una unidad médico-quirúrgica. Enfermería clínica [Internet]. 2014; 24(3):183–90. Disponível em: https://dialnet.unirioja.es/servlet/articulo?codigo=4706929
18. Silva LM de L, Lima CR de, Cunha DA da, Orange LG de. Disfagia e sua relação com o estado nutricional e ingestão calórico-proteica em idosos. Revista CEFAC [Internet]. 2019; 21(3):e15618. Disponível em: https://www.scielo.br/j/rcefac/a/wdQt3ZRQg6MvLxWdrRKKVKj/?lang=pt
19. Cláudia A, Amaral F, Rodrigues L, Moreira R, Furlan M, Cristina L, et al. Fonoaudiologia e nutrição em ambiente hospitalar: análise de terminologia de classificação das consistências alimentares. CODAS [Internet]. 2015; 27(6):541-9. Disponível em: https://www.scielo.br/pdf/codas/v27n6/2317-1782-codas-27-06-00541.pdf
20. O'Keeffe ST. Use of modified diets to prevent aspiration in oropharyngeal dysphagia: is current practice justified? BMC Geriatrics [Internet]. 2018;18(1). Disponível em: https://www.ncbi.nlm.nih.gov/pmc/articles/PMC6053717/
21. Thomas DR, Zdrowski CD, Wilson MM, Conright KC, Lewis C, Tariq S et al. Malnutrition in subacute care. Am J Clin Nutr 2002; 75(2):308-13.
22. Silva LF. Uso da Mini Avaliação Nutricional para o diagnóstico de desnutrição e risco de desnutrição de idosos residentes em instituições de longa permanência. [Dissertação de mestrado.] Universidade de São Paulo, 2005.
23. Rypkema G, Adang E, Dicke H, Naber T, De Swart B, Disselhorst L et al. Costeffectiveness of an interdisciplinary intervention in geriatric inpatients to prevent malnutrition. Journ Nutr Health Aging 2003; 8(2):122-7

24. Volkert D, Bernerb YN, Berryc E, Cederholmd T, Coti Bertrande P, Milnef A et al. ESPEN guidelines on enteral nutrition: geriatrics. Clinical Nutrition 2006; 25:330- 60.
25. Pritchard C, Duffy S, Edington J, Pang F. Enteral nutrition and oral nutrition supplements: a review of the economics literature. JPEN 2006; 30(52).
26. Pritchard C, Duffy S, Edington J, Pang F. Enteral nutrition and oral nutrition supplements: a review of the economics literature. JPEN 2006; 30(52).
27. Stratton RJ, Bowyer G, Elia M. Food snacks or liquid oral nutritional supplements as a first line treatment for malnutritionin post-operative patients? Proceeding of the Nutrition Society 2006; 65:4A.
28. Milne AC, Potter J, Avenell A. Protein and energy supplementation in elderly people at risk from malnutrition. Cochrane Database Syst Rev 2005; 18(2).
29. Milnes AC, Avenell A, Potter J. Meta-analysis: protein and energy supplementation in older people. Ann Intern Med 2006; 144(1):37-48.
30. I Consenso Brasileiro de Nutrição e Disfagia em Idosos Hospitalizados/ [coordenadora Myrian Najas]. -- Barueri, SP : Minha Editora, 2011.

6.1 Indicações da Terapia Nutricional Enteral

Ricardo T. Prete

INTRODUÇÃO

As equipes multiprofissionais em terapia nutricional (EMTN), compostas por médicos, enfermeiros, nutricionistas e farmacêuticos, possuem funções importantes dentro das instituições de saúde, como a avaliação do estado nutricional do paciente e a indicação de terapia nutricional (TN) quando necessário.[1]

A terapia nutricional enteral (TNE) é uma modalidade amplamente utilizada para o tratamento da desnutrição e reabilitação do paciente idoso, já que com o avanço da idade é extremamente comum encontrar idosos hospitalizados desnutridos.

Uma revisão da literatura mostrou que entre 20% a 60,62% desses idosos hospitalizados possuem algum grau de desnutrição, dado preocupante para os gestores das instituições e das equipes assistenciais.[2]

Para que a TN seja efetiva é necessário indicar corretamente o tipo de terapia e a via utilizada para sua administração, assunto sobre o qual discorreremos neste capítulo.

INDICAÇÕES

As indicações da TNE poderiam ser simplificadas da seguinte forma: se o paciente está impossibilitado de ingerir alimentos por via oral, está em risco nutricional ou desnutrido e possui o trato gastrointestinal funcionante, não há dúvidas de que a alimentação enteral pode beneficiar esse indivíduo.[3]

Porém, é importante lembrar que a variedade de patologias e condições clínicas com que lidamos diariamente podem criar um emaranhado de situações diferentes que frequentemente levam ao atraso da indicação da TNE.

Portanto, é válido citar as indicações da TNE conforme descrito na literatura (Figura 6.1).

CONTRAINDICAÇÕES

Embora a TNE tenha um valor inestimável no tratamento e na prevenção da desnutrição é importante ressaltar que o seu uso indevido pode levar a eventos adversos graves em determinadas condições clínicas como a instabilidade hemodinâmica.

Assim, faz-se necessário elencarmos situações em que a TNE está totalmente contraindicada e àquelas em que a nutrição enteral deve ser administrada e monitorada com cautela (Tabela 6.2).

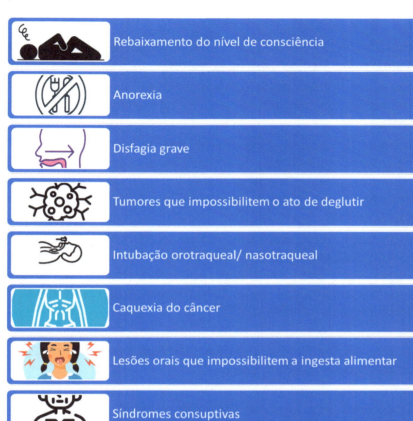

Figura 6.2. Indicações da TNE. Fonte: Adaptado de PIOVACARI, Silvia et al. Nutrição Hospitalar. 1ª ed. São Paulo: Atheneu, 2021.[4]

Tabela 6.2. Contraindicações da TNE

Contraindicações relativas	Contraindicações absolutas
• Gravidade clínica	• Obstrução intestinal
• Íleo paralítico	• Isquemia gastrointestinal extensa
• Vômitos/ diarréia incoercíveis	• Fístulas intestinais de alto débito
• Sangramentos no trato gastrointestinal	• Recusa do paciente ou responsável
	• Instabilidade hemodinâmica

Fonte: Adaptado de Bechtold ML, Brown PM, Escuro A, Grenda B, Johnston T, Kozeniecki M, et al. When is enteral nutrition indicated? Journal of Parenteral and Enteral Nutrition. 2022;46(7):1470–96.[5]

FERRAMENTAS PARA INDICAÇÃO

A desnutrição iatrogênica está associada com maior tempo de internação, maior morbimortalidade e aumento dos custos hospitalares.[3]

A informação acima já é conhecida pela comunidade científica desde 1974, quando Butterworth demonstrou que nutrir de forma inadequada impacta em desfecho hospitalar.[6]

Realizar a triagem do paciente e iniciar rapidamente a TNE – quando indicada – está dentro desse contexto, pois de acordo com o consenso da Sociedade Americana de Nutrição Enteral e Parenteral (ASPEN) o início ideal da TNE é entre 24 a 48 horas contando a partir da admissão hospitalar o paciente com alto risco nutricional ou desnutrido.[7]

Para a detecção do risco nutricional existe uma gama de ferramentas disponíveis e validadas na literatura: a Malnutrition Universal Screening - MUST (Ferramenta Universal de Triagem Nutricional), o Nutritional Risk Screening 2002 (NRS 2002), e a Mini Nutritional Assessment (Mini Avaliação Nutricional versão reduzida) MNA são alguns exemplos bastante conhecidos.[5]

Além dos exemplos citados acima, as próprias instituições hospitalares podem desenvolver ferramentas complementares de acordo com o perfil da população atendida e das necessidades da instituição.

O fluxograma de Alerta Nutricional é uma ferramenta desenvolvida pela EMTN do Hcor e utilizada como uma forma de aproximar os membros da equipe aos pacientes com risco nutricional e necessidade de uma via alternativa de alimentação de uma forma rápida e dinâmica (Figura 6.3).

ACESSOS PARA TNE

A seleção e padronização dos dispositivos para a administração da TNE de acordo com a Resolução da Diretoria Colegiada n° 503 (Brasil, 2021) é uma função do Enfermeiro da EMTN, assim como o treinamento da equipe de enfermagem que irá manipulá-los.[8]

A escolha do melhor acesso para TNE depende da duração da TNE, sendo que uma TNE de curta duração tem um tempo menor ou igual a quatro semanas e a de longa duração perdura por mais de quatro semanas.[8,9]

A tolerância do paciente – avaliada através da presença ou não de êmese, distensão abdominal, presença de altos volumes de resíduo gástrico - também é um fator de grande peso para a escolha do dispositivo.[9,10] (Figura 6.4).

Capítulo 6.1 – Indicações da Terapia Nutricional Enteral

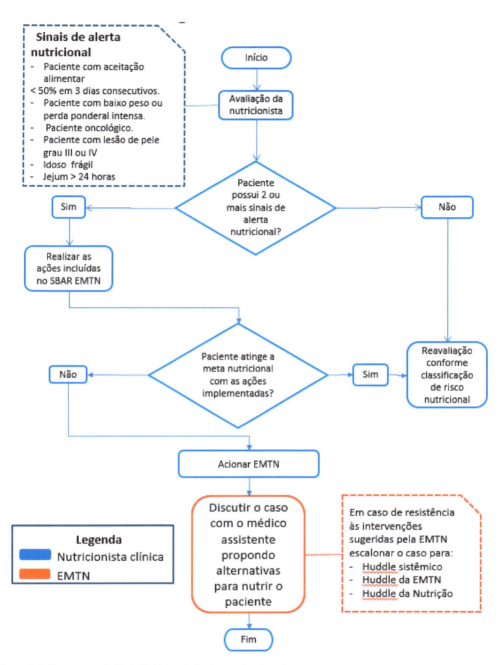

Figura 6.3. Fluxograma de Alerta Nutricional. Fonte: arquivo do autor.

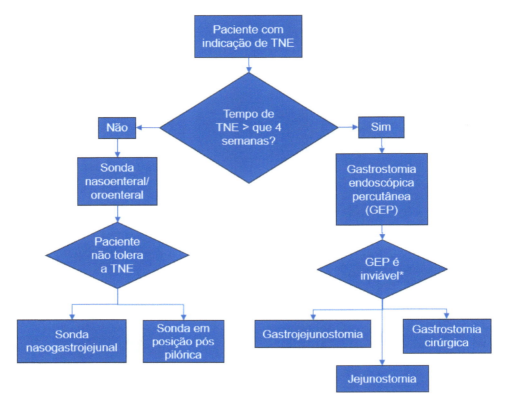

*A GEP pode ser inviabilizada por alterações anatômicas como hérnias de hiato ou tumores gástricos, por exemplo.

Figura 6.4. Fluxograma de decisão sobre o melhor acesso para TNE. Fonte: arquivo do autor.

Mapeamento do processo: da admissão à alta

Uma internação hospitalar pode ser imprevisível, mas delinear uma trajetória esperada faz com que a EMTN tenha sempre em vista qual será o próximo passo a seguir (Figuras 6.5 e 6.6).

CONCLUSÃO

A desnutrição é uma triste realidade dentro das instituições de saúde e uma das formas de evitar sua perpetuação é observar atentamente o estado nutricional do paciente e agir para a sua manutenção.

Intervenções precoces parecem ser mais eficazes quando falamos em prevenção da desnutrição, por isso saber quando e como indicar a TNE pode fazer toda a diferença na recuperação do paciente.

Capítulo 6.1 – Indicações da Terapia Nutricional Enteral

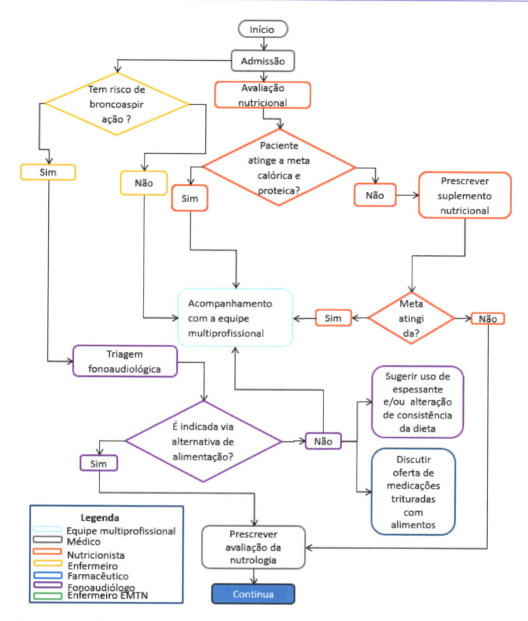

Figura 6.5. Fluxo de admissão, acompanhamento e alta do paciente sob terapia nutricional – Parte 1. Fonte: arquivo do autor.

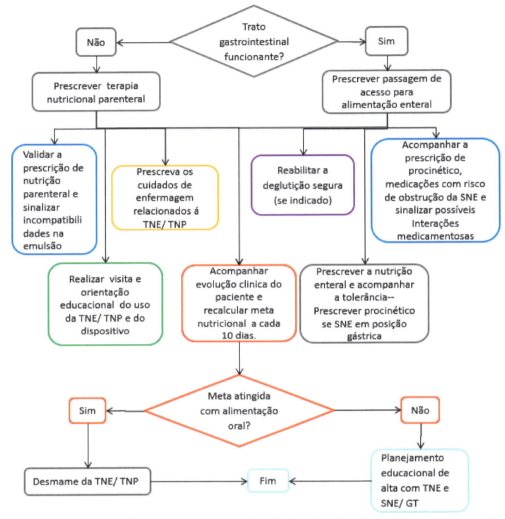

Figura 6.6. Fluxo de admissão, acompanhamento e atla do paciente sob terapia nutricional – Parte 2. Fonte: arquivo do autor.

Pontos-chave

- A correta indicação da TNE pode promover uma redução no tempo de hospitalização, custos hospitalares e mortalidade;
- A atuação de um Enfermeiro Especialista em Terapia Nutricional é importante na tomada de decisão para indicar o melhor acesso para a TNE;
- Protocolos de triagem e acionamento rápido da EMTN são diferenciais na prática clínica das instituições de saúde.

Links para artigos de interesse

A guide to enteral nutrition in intensive care units: 10 expert tips for the daily practice.

Diretriz BRASPEN de Enfermagem em Terapia Nutricional Oral, Enteral e Parenteral.

Referências

1. Brasil. Ministério da Saúde. Secretaria de Vigilância Sanitária. Portaria nº 272, de 8 de abril de 1998. Aprova o Regulamento Técnico sobre os requisitos mínimos exigidos para a terapia nutricional parenteral. Brasília: Ministério da Saúde; 1998 [citado 2023 set.18]. Disponível em: http://bvsms.saude.gov.br/bvs/saudelegis/svs1/1998/prt0272_08_04_1998.html
2. Fidelix MSP, Santana AFF, Gomes JR. Prevalência de desnutrição hospitalar em idosos. RASBRAN. 2013,5(1):60-8.
3. Howard P. Basics in clinical nutrition: Enteral nutrition. e-SPEN, the European e-Journal of Clinical Nutrition and Metabolism. outubro de 2009;4(5):e223–5.
4. Piovacari, Silvia et al. Nutrição Hospitalar. 1ª ed. São Paulo: Atheneu, 2021. cap. 51, p. 362 a 368.
5. Bechtold ML, Brown PM, Escuro A, Grenda B, Johnston T, Kozeniecki M, et al. When is enteral nutrition indicated? Journal of Parenteral and Enteral Nutrition. 2022;46(7):1470–96.
6. Butterworth JR, Charles E. The skeleton in the hospital closet. Nutrition today, v. 9, n. 2, p. 4-8, 1974.
7. Volkert, D. et al. ESPEN Guidelines em Enteral Nutrition: Geriatrics. Clin Nutr, v. 25, n. 2, p. 330-60, 2006
8. Brasil. Ministério da Saúde. Agência Nacional de Vigilância Sanitária. Resolução RDC n° 503, de 27 de maio de 2021. Aprova o Regulamento Técnico sobre os requisitos mínimos exigidos para a Terapia Nutricional Enteral. Brasília: Ministério da Saúde; 2021 [citado 2023 set. 30]. Disponível em: https://bvsms.saude.gov.br/bvs/saudelegis/anvisa/2020/rdc0503_27_05_2021.pdf
9. Matsuba, C.S.T. et al. Diretriz BRASPEN de Enfermagem em Terapia Nutricional Oral, Enteral e Parenteral. Braspen J., v. 36, n. 3, Supl. 3, 2021. 72 p.
10. Preiser JC, Arabi YM, Berger MM, Casaer M, McClave S, Montejo-González JC, et al. A guide to enteral nutrition in intensive care units: 10 expert tips for the daily practice. Crit Care. dezembro de 2021;25(1):424.

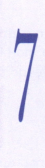

7 Prevenção de Lesão por Pressão em Pacintes Idosos

Mitsue da Silva Hatanaka

INTRODUÇÃO

A hospitalização é um momento de vulnerabilidade para a ocorrência de lesão por pressão. Entre os fatores que facilitam a ocorrência de uma lesão pressão no contexto da internação podemos citar: imobilidade, exposição às eliminações por incontinência, desnutrição e edema.

A incidência de lesão por pressão varia de 0,4% a 38% entre idosos hospitalizados, dependendo dos cuidados oferecidos pela instituição.

A pessoa idosa apresenta inúmeras mudanças corporais com o envelhecimento em que as modificações bioquímicas e moleculares acumulativas se tornam condições favoráveis ao desenvolvimento de danos teciduais crônicos. Associada a essa situação, pessoas idosas possuem maior chance de desenvolverem doenças, as quais podem interferir na capacidade perceptiva, circulação sanguínea, oxigenação, mobilidade, nível de consciência, alteração dos níveis de eletrólitos e proteínas, condições tais que podem favorecer uma internação hospitalar e maior risco para o desenvolvimento de lesões de pele. Como é o caso da lesão por pressão, em que no surgimento dessa lesão na população idosa tem-se maior probabilidade de desenvolver infecções e sepse, o que além de prolongar o tempo de internação e elevar o total das despesas com cuidados, aumenta a taxa de mortalidade decorrentes de tais fatores.

Segundo a organização norte-americana, sem fins lucrativos, dedicada à prevenção e ao tratamento de lesões por pressão, National Pressure Ulcer Advisory Panel (NPUAP): A Lesão Por Pressão pode ser definida como um dano ocasionado na pele e/ou no tecido ou estrutura subjacente, geralmente sobre uma proeminência óssea, resultante de pressão isolada ou combinada com fricção e/ou cisalhamento que ocasionalmente ocorre em pacientes imóveis, fator que contribui, principalmente, para o prolongamento significante da estadia hospitalar, morbimortalidade, incapacidade e dependência de cuidados prestados aos pacientes portadores desta, sendo assim considerada uma ferida crônica.

FATORES DE RISCO

Em suas diretrizes internacionais de prevenção de lesão por pressão, a NPUAP e EPUAP recomendam o uso de uma abordagem estruturada para avaliação e identificação de indivíduos em risco de desenvolver lesão por pressão.

Os fatores de risco para lesões por pressão estão relacionados a causas físicas, de imobilidade como alterações no tônus muscular, sensibilidade reduzida, lesões traumáticas e outras doenças musculares; causas cognitivas de imobilidade que incluem nível de consciência alterado, anestesia, dor; bem como neuropatias periféricas; umidade excessiva decorrente da incontinência urinária e fecal; edema; desnutrição, muitos desses fatores estão diretamente ligados ao fator idade.

Com o envelhecimento, o ressecamento da pele do corpo é uma regra, devido a diminuição da produção de suor e óleo pelas glândulas. Os braços e as pernas, principalmente, abaixo dos joelhos, são as zonas mais secas de todo tegumento. Além de causarem incômodo pelo aspecto áspero e envelhecido, podem resultar em prurido e dermatites. Estas podem ser causadas pelo contato com substâncias irritantes como sabonete, cremes ou componentes da própria roupa. Devido a esse processo devemos considerar o impacto potencial da idade avançada no risco de lesões por pressão. Após o banho, secar, suavemente, a pele das pernas e braços com a toalha (fricção exagerada, especialmente nos antebraços, pode gerar manchas roxas, também chamadas de púrpuras senis). Esse fenômeno se dá pelo fato de que a pele do idoso é mais fina e frágil, resultado da diminuição importante de colágeno, e os vasos ficam mais propensos a romperem e extravasarem sangue. Convém lembrar que o uso de medicamentos como aspirina (AAS), anticoagulantes, corticoides e outros também podem causar e agravar essas manchas roxas

AVALIAÇÃO DO RISCO

Escala de Braden

A Escala de Braden é o instrumento mais utilizado no Brasil para medir o risco que o usuário dos serviços de saúde tem de apresentar uma LP.

Este recurso foi elaborado por Braden e Bergstron no ano de 1987, sendo amplamente aplicada no Brasil após adaptação e validação para a língua vernácula por Paranhos e Santos no ano de 1999.

É constituída de seis domínios para avaliação em seis subescalas: Percepção Sensorial, Umidade, Atividade, Mobilidade, Nutrição, Fricção e força de Cisalhamento. A escala estabelece por meio de pontuação, a probabilidade da ocorrência da LP em um paciente, com base numa série de parâmetros considerados como fatores de risco.

Apesar de ser um instrumento norte americano é o mais utilizado para prática clínica brasileira, devido a maior especificidade e sensibilidade.

A avaliação do risco de lesão deverá ser realizada o mais precocemente (recomendável dentro das primeiras 8 horas) após a admissão do paciente na unidade.

Quadro 7.1. Escala de Braden (fatores de risco para lesão por pressão) – versão resumida

Pontos	1	2	3	4
Percepção sensorial	Totalmente limitado	Muito limitado	Levemente limitado	Nenhuma limitação
Umidade	Completamente molhado	Muito molhado	Ocasionalmente molhado	Raramente molhado
Atividade	Acamado	Confinado à cadeira	Anda ocasionalmente	Anda frequentemente
Mobilidade	Totalmente imóvel	Bastante limitado	Levemente limitado	Não apresenta limitações
Nutrição	Muito pobre	Provavelmente inadequada	Adequada	Excelente
Fricção e cisalhamento	Problema	Problema em potencial	Nenhum problema	–

Risco muito alto: 6 a 9 pontos; Risco alto: 10 a 12 pontos; Risco moderado 13 a 14 pontos; Risco leve: 15 a 18 pontos.

CLASSIFICAÇÃO E ESTADIAMENTO DA LESÃO POR PRESSÃO

LP Estágio 1: pele íntegra com eritema que não embranquece

Pele íntegra com área localizada de eritema que não embranquece e que pode parecer diferente em pele de cor escura. Presença de eritema que embranquece ou mudanças na sensibilidade, temperatura ou consistência (endurecimento) podem preceder as mudanças visuais. Mudanças na cor não incluem descoloração púrpura ou castanha; essas podem indicar dano tissular profundo.

LP Estágio 2: pPerda da pele em sua espessura parcial com exposição da derme

Perda da pele em sua espessura parcial com exposição da derme. O leito da ferida é viável, de coloração rosa ou vermelha, úmido e pode também apresentar-se como uma bolha intacta (preenchida com exsudato seroso) ou rompida. O tecido adiposo e tecidos profundos não são visíveis. Tecido de granulação, esfacelo e escara não estão presentes. Essas lesões geralmente resultam de microclima inadequado e cisalhamento da pele na região da pélvis e no calcâneo. Esse estágio não deve ser usado para descrever as lesões de pele associadas à umidade, incluindo a dermatite associada à incontinência (DAI), a dermatite intertriginosa, a lesão de pele associada a adesivos médicos ou as feridas traumáticas (lesões por fricção, queimaduras, abrasões).

LP Estágio 3: perda da pele em sua espessura total

Perda da pele em sua espessura total na qual a gordura é visível e, frequentemente, tecido de granulação e epíbole (lesão com bordas enroladas) estão presentes. Esfacelo e /ou escara pode estar visível. A profundidade do dano tissular varia conforme a localização anatômica; áreas com adiposidade significativa podem desenvolver lesões profundas. Podem ocorrer descolamento e túneis. Não há exposição de fáscia, músculo, tendão, ligamento, cartilagem e/ou osso. Quando o esfacelo ou escara prejudica a identificação da extensão da perda tissular, deve-se classificá-la como Lesão por Pressão Não Classificável.

LP Estágio 4: perda da pele em sua espessura total e perda tissular

Perda da pele em sua espessura total e perda tissular com exposição ou palpação direta da fáscia, músculo, tendão, ligamento, cartilagem ou osso. Esfacelo e /ou escara pode estar visível. Epíbole (lesão com bordas enroladas), descolamento e/ou túneis ocorrem frequentemente. A profundidade varia conforme a localização anatômica. Quando o esfacelo ou escara prejudica a identificação da extensão da perda tissular, deve-se classificá-la como Lesão por Pressão Não Classificável.

- **Lesão por pressão tissular profunda: descoloração vermelho escura, marrom ou púrpura, persistente e que não embranquece**

Pele intacta ou não, com área localizada e persistente de descoloração vermelha escura, marrom ou púrpura que não embranquece ou separação epidérmica que mostra lesão com leito escurecido ou bolha com exsudato sanguinolento. Dor e mudança na temperatura frequentemente precedem as alterações de coloração da pele. A descoloração pode apresentar-se diferente em pessoas com pele de tonalidade mais escura. Essa lesão resulta de pressão intensa e/ou prolongada e de cisalhamento na interface osso-músculo. A ferida pode evoluir rapidamente e revelar a extensão atual da lesão tissular ou resolver sem perda tissular. Quando tecido necrótico, tecido subcutâneo, tecido de granulação, fáscia, músculo ou outras estruturas subjacentes estão visíveis, isso indica lesão por pressão com perda total de tecido (Lesão por Pressão Não Classificável ou Estágio 3 ou Estágio 4). Não se deve utiliar a categoria Lesão por Pressão Tissular Profunda (LPTP) para descrever condições vasculares, traumáticas, neuropáticas ou dermatológicas.

■ **Lesão por pressão não classificável: perda da pele em sua espessura total e perda tissular não visível**

Perda da pele em sua espessura total e perda tissular na qual a extensão do dano não pode ser confirmada porque está encoberta pelo esfacelo ou escara. Ao ser removido (esfacelo ou escara), Lesão por Pressão em Estágio 3 ou Estágio 4 ficará aparente. Escara estável (isto é, seca, aderente, sem eritema ou flutuação) em membro isquêmico ou no calcâneo não deve ser removida.

■ **Lesão por pressão relacionada a dispositivo médico**

Essa terminologia descreve a etiologia da lesão. A Lesão por Pressão Relacionada a Dispositivo Médico resulta do uso de dispositivos criados e aplicados para fins diagnósticos e terapêuticos. A lesão por pressão resultante geralmente apresenta o padrão ou forma do dispositivo. Essa lesão deve ser categorizada usando o sistema de classificação de lesões por pressão.

■ **Lesão por pressão em membranas mucosas**

A lesão por pressão em membranas mucosas é encontrada quando há histórico de uso de dispositivos médicos no local do dano. Devido à anatomia do tecido, essas lesões não podem ser categorizadas.

■ **Úlcera Terminal de Kennedy (UTK)**

Uma Lesão por Pressão que alguns pacientes desenvolvem quando estão na fase de terminalidade. Geralmente tem o formato de pera, borboleta ou ferradura; usualmente no cóccix ou sacro (embora tenha sido relatada em outras áreas); com coloração vermelha, amarela ou preta; de início súbito e frequentemente associada à morte iminente.

CONDUTAS PREVENTIVAS

Avaliação da pele

Realizar uma avaliação abrangente da pele e tecidos para todos os indivíduos em risco de lesões por pressão, na admissão e transferências. Inspecionar a pele com risco de lesões por pressão para identificar a presença de eritema. Diferenciar o eritema que embranquece do que não embranquece usando a pressão dos dedos, digito pressão. Avaliar a temperatura da pele e tecidos moles, edema e alterações na consistência do tecido em relação aos tecidos circundantes. Considerar o uso de um dispositivo de medição de umidade / edema subepidérmico como complemento da avaliação clínica de rotina da pele, avaliar a pele com pigmentação escura, considerar a avaliação da temperatura da pele e da umidade subepidérmica como importantes estratégias de avaliação complementar.

Gerenciamento do microclima

Níveis umidade na superfície de contato da pele/apoio – podem ter diversas causas, por exemplo, transpiração, incontinência, drenagem de ferida/fístula. Eles podem contribuir para o desenvolvimento da LP, enfraquecendo a pele e aumentando a quantidade de atrito entre a superfície da pele e de um apoio. Desta forma, os níveis de umidade elevada aumentam o cisalhamento e aumentam a probabilidade de lesão tecidual. A pele úmida é mais vulnerável e propícia ao desenvolvimento de lesões cutâneas, tendendo a se romper mais facilmente. A pele deve ser limpa, sempre que apresentar sujidade e em intervalos regulares. O processo de limpeza deve incluir a utilização cuidadosa de um agente de limpeza suave que minimize a irritação e o ressecamento da pele. Deve-se tomar cuidado para minimizar a exposição cutânea à umidade decorrente de incontinência, transpiração ou exsudação de feridas. Quando estas fontes de umidade não puderem ser controladas, a utilização de coberturas absorventes é recomendada, com o objetivo de minimizar o contato da pele com a umidade, seguir as medidas preconizadas no POP 1433 identificação e tratamento de dermatite associada à umidade.

Otimização da nutrição e da hidratação

Avaliar fatores nutricionais e de hidratação em usuários com possível risco de apresentar LP. Déficit nutricional ou desidratação podem apresentar perda de massa muscular e de peso, tornando os ossos mais salientes e a deambulação mais difícil. Edema e menor fluxo sanguíneo cutâneo geralmente acompanham déficits nutricionais e desidratação, resultando em lesões isquêmicas que contribuem para o desenvolvimento de lesões de pele. Usuários desnutridos e desidratados devem ser avaliados pela equipe de saúde com intervenções apropriadas.

Minimizar a pressão

Manter a circulação nas áreas do corpo com risco de desenvolvimento de LP com redistribuição da pressão, especialmente sobre as proeminências ósseas. Reposicionar o paciente a cada 2 (duas) horas ou de acordo com a necessidade avaliada.

Usar inclinação de 30° em semi- Fowler e laterais sempre que o paciente tolerar e a sua condição clínica permitir. Usar forro móvel de elevação para movimentação do paciente acamado. Evitar posicionar o diretamente sobre cateteres, tubos, drenos e proeminências ósseas com hiperemia. Utilizar dispositivos de suspensão dos calcâneos que os elevem completamente numa total ausência de carga de forma a distribuir o peso da perna ao longo da parte posterior sem colocar pressão sobre o tendão de Aquiles. Manter o joelho levemente fletido. Se o paciente não pode ser movido ou está posicionado com a cabeceira da cama elevada acima de 30 °, coloque uma espuma de poliuretano sobre o sacro. Utilizar um curativo de proteção sob dispositivos médicos. Os seguintes dispositivos não devem ser utilizados para elevar os calcâneos: dispositivos em forma de anel, luvas cheias de água. Evitar anéis de espuma de recorte ou rosca.

Pontos-chaves

- Realizar avaliação quanto os níveis de fragilidade e funcionalidade, e determinado plano de cuidados distintos;
- Avaliar estado cognitivo do indivíduo e considerado durante a realização da avaliação completa e desenvolve-se um plano de prevenção da LP,
- Selecionar o instrumento de avaliação da dor de acordo com o seu estado cognitivo;
- Diferenciar as LP´s das outras lesões cutâneas, como dermatite associada à incontinência ou de fissuras na pele;
- Realizar comunicação de ações entre as equipes através de estratégias centradas no paciente idoso, com participação dos cuidadores.
- Utilizar produtos para proteção da pele envelhecida, como creme barreira e hidratantes;
- Atenção na posição e na técnica de movimentação manual selecionadas para reposicionar idosos, devido sua fragilidade
- Reposiciona-se frequentemente a cabeça dos idosos que estejam sedados, ventilados ou imobilizados;
- LP ainda é considerada um problema grave, especialmente em idosos, portadores de doenças crônico.

CONCLUSÃO

No ambiente hospitalar, os cuidados relativos à pele são assumidos pela equipe de enfermagem. Os demais profissionais permanecem alheios ao tema e muitas vezes desconhecem a presença de uma lesão. No entanto, essa condição também tem impacto na prática clínica de outras áreas, na medida em que provoca dor, a lesão por pressão é uma porta de entrada para infecções, aumenta tempo de internação e determina cuidados específicos após a alta do paciente.

Bibliografia

Cuddigan J, Ayello EA, Sussman CBS. Pressure ulcers inAmerica: prevalence, incidence, and implications for the future. Na executive sunnary of the National Pressure Ulcer Advisory Panel monograph. Adv.Skin Wond Care., v.14, n.4, p.208-215, 2001.

Fatores de risco para úlcera por pressão recém-adquirida e o impacto da equipe de enfermagem na incidência de úlcera por pressão. https://doi.org/10.1111/jonm.12928

Machado LCLR, Fontes FL de L, Sousa JERB, et al. Fatores de risco e prevenção de lesão por pressão: aplicabilidade da Escala de Braden. REAS [Internet]. 19mar.2019 [citado 3nov.2023];(21):e635. Available from: https://acervomais.com.br/index.php/saude/article/view/635

Pereira E J, Nogueira MS. Atuação do enfermeiro na prevenção da lesão por pressão em pacientes acamados: revisão de literatura. REAS [Internet]. 29maio2020 [citado 3nov.2023];(49):e3332. Available from: https://acervomais.com.br/index.php/saude/article/view/3332

Currie K, Tolson D, Booth J. Helping or hindering: the role of nurse managers in the transfer of practice development learning. J Nurs Manag. 2007 Sep;15(6):585-94. doi: 10.1111/j.1365-2834.2007.00804.x. PMID: 17688563. https://pubmed.ncbi.nlm.nih.gov/17688563/

Yusuf S, Okuwa M, Shigeta Y, et al. Microclimate and development of pressure ulcers and superficial skin changes. Int Wound J. 2015 Feb;12(1):40-6. doi: 10.1111/iwj.12048. Epub 2013 Mar 12. PMID: 23490303; PMCID: PMC7950852. https://www.ncbi.nlm.nih.gov/pmc/articles/PMC7950852/

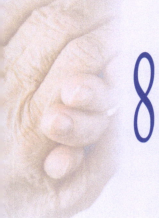

8 Prevenção de Broncoaspiração

Adriana Fátima Dutra
José Ribamar do Nascimento Júnior

CONCEITO

A broncoaspiração é caracterizada pela entrada de alimentos ou secreção nas vias aéreas inferiores, podendo desencadear pneumonia infecciosa, pneumonite química e/ou síndrome da angústia respiratória.

Em geral ocorre como consequência de um quadro de disfagia orofaríngea, caracterizada como sintoma de uma doença de base que afeta a biomecânica da deglutição, condição que chega a afetar mais da metade dos idosos hospitalizados.

Relevância do tema

A broncoaspiração é considerada um dos principais indicadores de disfagia e o mais preocupante. Essa condição pode determinar quadros recorrentes de pneumonia aspirativa, considerada uma causa frequente de internação de idosos frágeis e as consequências deste agravo são maior tempo de internação e uso prolongado de antibióticos, além de estar associada à maior taxa de mortalidade no ambiente hospitalar.

O Brasil lidera o quarto lugar referente à causa da hospitalização, sendo os idosos mais acometidos, devido à incidência aumentada de disfagia e refluxo gastroesofágico nesta faixa etária.

A internação de idosos atinge cerca de 20% dos leitos hospitalares e, em média, o tempo de permanência hospitalar é quase quatro vezes maior que a média para o total da população, além disso, a taxa de reinternação em até 30 dias pode chegar a 39,4%, em 3 meses de 64,8% e até 12 meses após a alta até 75,5%.

Entre 30% e 45% dos idosos hospitalizados apresentam disfagia orofaríngea. Entre aqueles que apresentam condições como demência, doença cerebrovascular, doença de Parkinson e delirium a disfagia orofaríngea chega a ser encontrada em mais de metade dos casos.

A disfagia pode determinar broncoaspiração, que é responsável por quadros recorrentes de pneumonia aspirativa entre os idosos mais frágeis, situação que,

nessa população, representa uma causa frequente de internação, prolongamento da permanência e reinternação.

A internação hospitalar pode agravar um quadro de disfagia orofaríngea subjacente e aumentar o risco de broncoaspiração por conta de fatores como sonolência associada ao delirium, uso de medicações sedativas, uso de antipsicóticos, uso de inibidores de bomba de próton, intubação orotraqueal, jejum prolongado, mudanças no padrão alimentar e xerostomia por desidratação ou por medicações anticolinérgicas.

A pneumonia aspirativa é classificada como uma das quinze principais causas de morte em pacientes acima de 65 anos, enfatizando que quanto maior a idade, maiores as chances de o paciente evoluir para desfechos clínicos desfavoráveis (Center for Disease Control – CDC EUA).

A identificação precoce do risco de Broncoaspiração, no ambiente hospitalar, através da avaliação dos critérios de risco pela equipe assistencial, os pacientes elegíveis para uma avaliação clínica especializada, com foco na prevenção deste evento e de seus desfechos desfavoráveis.

FATORES DE RISCO

É fundamental que os profissionais da equipe assistencial que atende pacientes idosos saibam identificar os principais fatores de risco para broncoaspiração:

- Pacientes críticos com mais de 65 anos.
- Doenças neurológicas (demência, *delirium*, AVC, entre outras).
- Rebaixamento do nível de consciência.
- Presença de dispositivos (traqueostomia, intubação orotraqueal, via alternativa de alimentação).
- Diagnóstico prévio de DPOC (Doença Pulmonar Obstrutiva Crônica).
- Sarcopenia grave (redução de força determinando limitação de mobilidade).
- Tosse e/ou engasgos durante e/ou logo após as refeições.

Além das condições acima citadas, é importante observar os sinais de alteração funcional da alimentação, principalmente para pacientes idosos, que também podem indicar risco de broncoaspiração:

- Necessidade de assistência motora ou de talheres adaptados para alimentação.
- Tempo de refeição prolongado (em geral maior que 30 minutos).
- Preferência por alimentos de consistência mais pastosa.

SINAIS CLÍNICOS DE BRONCOASPIRAÇÃO

Pacientes que apresentam critérios de risco para broncoaspiração devem ser monitorados através de uma observação atenta dos sinais indicativos de broncoaspiração:

- Tosse e/ou engasgos durante e/ou logo após as refeições.
- Cianose labial.
- Dificuldade para engolir comprimidos.
- Voz molhada ou alteração vocal durante ou logo após as refeições.
- Desconforto respiratório ou cansaço excessivo durante ou logo após as refeições.
- Infecções respiratórias de repetição.

Sempre que um sinal clínico de broncoaspiração é identificado, a equipe de fonoaudiologia deve ser acionada para uma avaliação.

COMO AVALIAR O RISCO PARA BRONCOASPIRAÇÃO NO PACIENTE IDOSO INTERNADO?

Evidências apontam redução na incidência de pneumonias decorrentes de broncoaspiração quando os pacientes são acompanhados por uma equipe multidisciplinar durante a internação hospitalar.

A prevenção de broncoaspiração no ambiente hospitalar é uma atribuição da equipe multidisciplinar, através da construção e implementação de protocolos institucionais que norteiam as melhores práticas proporcionando intervenções adequadas através da identificação precoce do risco.

O risco de broncoaspiração e a presença de sinais indicativos de disfagia orofaríngea são elementos fundamentais em uma AMPI hospitalar. Como não há um instrumento prático bem validado para essa situação, sugerimos que o rastreio seja realizado por meio de um questionário simples, contendo questões sobre alterações funcionais da alimentação, pneumonia de repetição e sinais de broncoaspiração, como tosse ou engasgo durante as refeições.

Avaliação do risco de broncoaspiração e estratégias para prevenção:

- Estabelecer os critérios para identificação do risco de broncoaspiração.
- A avaliação do risco para broncoaspiração deve ser realizada na admissão do paciente na unidade, a cada 24 horas e/ou na mudança do quadro clínico.

- O desenvolvimento de um plano de cuidado individualizado através da avaliação do risco de broncoaspiração é fundamental. Cada fator de risco deve contribuir para a implementação de uma medida preventiva específica (prescrição de higiene oral 3x dia, manutenção do decúbito elevado durante as refeições, não ofertar dieta por via oral se o paciente estiver sonolento, entre outras).
- O envolvimento do paciente e família no processo de prevenção de broncoaspiração durante o período de internação é fundamental. Devemos colocar essa estratégia em prática, através da educação do paciente/ família, explicando acerca dos fatores de risco identificados e quais as medidas preventivas necessárias.
- Garantir que os pacientes com alto risco de quedas sejam avaliados pela equipe de fonoaudiologia.
- É importante sinalizar visualmente que o paciente apresenta risco de broncoaspiração. Em geral essa sinalização é padronizada pelas instituições e realizada por meio de pulseiras em cor específica, placas de sinalização beira leito ou no quarto do paciente e quadro de comunicação.

A IMPORTÂNCIA DA AVALIAÇÃO ESPECIALIZADA DO FONOAUDIÓLOGO

A colaboração profissional requer ou promove relações e interações nas quais poderão partilhar conhecimentos, especialização e habilidades entre si, com o objetivo de proporcionar melhor atenção ao paciente. O cuidado multidisciplinar ao idoso responde às necessidades complexas desta população, ao lidar com as comorbidades, melhorar os processos de saúde e resultados relacionados às síndromes geriátricas.

Cada profissão que desempenha o cuidado ao paciente idoso, deve construir uma linha de processo que envolvam ações conjuntas e individuais contemplando a identificação precoce dos níveis de fragilidade que possam impactar nas boas práticas da atuação profissional e contribuir para o desenvolvimento de planos terapêuticos com base na necessidade de cada paciente, sendo o compartilhamento das ações um grande passo para o cuidado integral.

A partir disso, identificamos a necessidade de contribuir com a informação referente a importância da execução de uma linha de cuidado para o idoso realizando um levantamento dos processos mais importantes para contribuição do manejo assertivo, multidisciplinar incluindo as principais ferramentas para utilização com base em evidência, maximizando o cuidado e minimizando possíveis eventos evitáveis além de confirmar a sua importância para o desfecho em saúde e qualidade de vida.

O fonoaudiólogo com atuação em Disfagia é o profissional habilitado para o atendimento ao paciente com dificuldades de deglutição com foco no desenvolvimento de ações, em conjunto com a equipe multiprofissional, relacionadas a prevenção da broncoaspiração principalmente na estruturação e construção de protocolos de cuidado integrado envolvendo as melhores práticas em saúde.

A avaliação especializada do fonoaudiólogo em Disfagia garante maior segurança durante a verificação da funcionalidade da deglutição levando em consideração características pertinentes ao desempenho como: captação e manejo do alimento na cavidade oral, força de ejeção do alimento, elevação do complexo hiolaríngeo e a identificação dos possíveis sinais clínicos da aspiração (tosse; voz molhada e/ou dispnéia) e os sinais clínicos de Disfagia (alteração na biomecânica da deglutição desde a dificuldade em manipulação do alimento na boca, múltiplas deglutições por volume, presença de resíduos em cavidade oral, dentre outros).

É importante destacar que o planejamento e os cuidados com o paciente com Disfagia e com risco para broncoaspiração vão desde a seleção da consistência mais segura e de melhor eficiência durante a alimentação; inclusão de manobras compensatórias para maior facilitação e proteção das vias aéreas; realização de terapias com exercícios com objetivo no aumento da força, sensibilidade e mobilidade das estruturas que estão interligadas durante o processo de engolir e levando em consideração o cuidado centrado no paciente e família, esse pilar se faz necessário e imprescindível para promover melhores desfechos clínicos e garantir maior adesão às propostas intervencionistas.

A prestação de serviços de saúde, atualmente, fragmenta a atenção ao idoso, com multiplicação de consultas de especialistas, informação não compartilhada, inúmeros fármacos, exames e outros procedimentos, sobrecarregando o sistema e provocando forte impacto financeiro em todos os níveis além de não favorecer benefícios para a qualidade de vida.

A internação hospitalar pode ser considerada um fator de desestruturação para o idoso, haja vista que as ações e interações ocorrem num contexto determinado por influência situacional e estrutural podendo ser muitas vezes considerado um ambiente potencializador para fragilidade física, vulnerabilidade emocional e impactando a capacidade funcional e consequentemente a qualidade de vida.

Sendo assim, importante destacar que a linha de cuidado em saúde deve ser considerada como determinação de fluxos assistenciais garantindo aos usuários que suas necessidades sejam atendidas e definir ações e serviços construindo e implementando diferentes pontos de atenção de uma rede (nível primário, secundário e terciário) bem como aos sistemas de apoio, de forma clara, traçando assim o fluxo de assistência aos usuários.

CUIDADOS COM A ALTERAÇÃO DA CONSISTÊNCIA E DA VIA DA DIETA

A manipulação e modificação da textura dos alimentos é uma estratégia prática para reduzir o risco de aspiração no manejo da disfagia e o seu uso tem como objetivo oferecer maior eficiência e/ou segurança durante a alimentação.

Não podemos pensar somente na consistência, a via e forma de administração do alimento devem ser consideradas, avaliadas e definidas de acordo com o perfil e habilidade funcional do paciente.

As características importantes do bolo alimentar para garantir uma deglutição segura incluem viscosidade, dureza, coesividade e adesividade, que podem estar relacionadas às propriedades reológicas e tribológicas do bolo.

É muito importante que a eleição da consistência do alimento, uma vez que o paciente apresente risco de Disfagia e/ou aspiração, leve em consideração sinais e sintomas avaliados pelo fonoaudiólogo especialista, durante a sua intervenção, que por sua vez apresenta notoriedade para melhor tomada de decisão e tratamento.

É muito comum pacientes com disfagia sem diagnóstico confirmado receberem uma prescrição de alimentação com consistência inadequada, podendo proporcionar episódios de engasgos constantes que podem agravar o quadro clínico e, assim, trazer grande desconforto e pior qualidade de vida e eventos adversos como a Broncoaspirção. A importância de se considerar estratégias para um melhor plano integrado do cuidado é crucial, e uma das alternativas para minimizar esse impacto é a determinação de uma consistência adequada da alimentação, uma vez que muitos dos pacientes com disfagia necessitam de modificações no cardápio como a adição de purês, alimentos macios e fáceis de mastigar, líquidos mais espessos, dentre outros.

Embora pareça fácil falar sobre consistência adequada, sabemos que no dia a dia não é bem assim. A prescrição da consistência inadequada ainda é um fator que impacta o cuidado principalmente por não haver uma padronização completa entre os serviços de saúde de forma global, sendo um dos motivos geradores de intercorrências clínicas. A partir dessa perspectiva, padronizar as consistências, garantir a avaliação especializada da biomecânica da deglutição pelo fonoaudiólogo e definir os cuidados multiprofissionais são as formas mais eficazes, dinâmicas e seguras para que todos os envolvidos no cuidado da disfagia possam ter o suporte do conhecimento e realize de forma adequada as boas práticas. A Iniciativa Internacional de Padronização da Dieta para Disfagia (IDDSI – *International Dysphagia Diet Standardisation Initiative*), que é uma ação para melhorar a vida de mais de 590 milhões de disfágicos em todo o mundo por meio de uma padronização da consistência de forma adequada, com a finalidade de garantir a classificação correta das consistências alimentares destinadas aos pacientes com alterações da deglutição, proporcionando cuidado integrado e redução de prescrição, preparo e dispensação incorreta da consistência do alimento é uma opção adequada para inclusão nos processos de cuidado da Disfagia consequentemente minimiza possíveis eventos adversos de broncoaspiração.

Bibliografia

Logemann JA. Evaluation and treatment of swallowing disorders. 2th ed. Austin, TX: Pro-ed; 1998.

Di Pede C, et al. Dysphagia in the elderly: focus on rehabilitation strategies. Aging Clin.Exp.., v.28, n.4, p.607-617, 2016.

Mozzanica F, Scarponi L, Pedrali S, Pizzorni N, Pinotti C, Foieni F, et al. Dysphagia screening in subacute care settings using the Italian version of the Royal Brisbane and Women's Hospital (I-R-BWH) dysphagia screening tool. Acta Otorhinolaryngologica Italica, 2017;37:25-31; doi: 10.14639/0392-100X-1057.

Lanspa MJ, Jones BE, Brown SM, Dean NC. Mortality, morbidity, and disease severity of patients with aspiration pneumonia. J Hosp Med. 2013;8(2):83-90. DOI: https://doi.org/10.1002/jhm.1996.

Madhavan A, Carnaby GD, Chhabria K, Crary MA. Preliminary Development of a Screening Tool for Pre-Clinical Dysphagia in Community Dwelling Older Adults. Geriatrics 2018, 3, 90; doi:10.3390/geriatrics3040090.

Eltringham SA, Kilner K, Gee M, Sage K, Bray BD, Pownall S, et al. Impact of Dysphagia Assessment and Management on Risk of Stroke-Associated Pneumonia: A Systematic Review. Cerebrovasc Dis 2018;46:97–105.

Fernández-Ruiz VE, Paredes-Ibanez R, Armero-Barranco D, Sanchez-Romera JF, Ferrer M. Analysis of Quality of Life and Nutritional Status in Elderly Patients with Dysphagia in Order to Prevent Hospital Admissions in a COVID-19 Pandemic. Life 2021, 11, 22.

Steele CM, Alsanei WA, Ayanikalath S, et al. The influence of food texture and liquid consistency modification on swallowing physiology and function: a systematic review. Dysphagia. 2015 Feb;30:2-26.

Marcusson J, Nord M, Johansson MM, et al. Proactive healthcare for frail elderly persons: study protocol for a prospective controlled primary care intervention in Sweden. BMJ Open. 2019;9(5):e027847. Published 2019 May 22. doi:10.1136/bmjopen-2018-027847.

Sanford AM, Morley JE, Berg-Weger M, et al. High prevalence of geriatric syndromes in older adults. PLoS One. 2020;15(6): Published 2020 Jun 5. doi:10.1371/journal.pone.0233857

Pinto IVL, Castro MS, Reis AMM. Descrição da atuação do farmacêutico em equipe multiprofissional com ênfase no cuidado ao idoso hospitalizado. Rev. bras. geriatr. gerontol. 16 (04) • Oct-Dec 2013. Disponível em: https://www.scielo.br/j/rbgg/a/VWr5MvGksjvJb748phLSsJw/?format=pdf&lang=pt. Acesso em: 5 fev. 2022.

Cunha LFC, et al. Evaluation of the effectiveness of an intervention in a health team to prevent falls in hospitalized elderly people. Revista da Escola de Enfermagem da USP [online]. 2021, v. 55 [Acessado 9 Fevereiro 2022] , e03695. Disponível em: <https://doi.org/10.1590/S1980-220X2019031403695>.

MeneguinS, Banja PFT, Ferreira MLS. Rev. enferm. UERJ ; 25: [e16107], jan.-dez. 2017.

Malta DC, Merhy EE. O percurso da linha do cuidado sob a perspectiva das doenças crônicas não transmissíveis. Interface - Comunicação, Saúde, Educação [online]. 2010, v. 14, n. 34 [Acessado 9 Fevereiro 2022] , pp. 593-606.

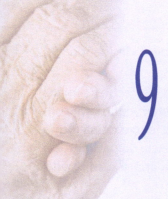

9 Contenção Mecânica

Adriana Fátima Dutra
Siomara Tavares Fernandes Yamaguti

CONCEITO

A contenção mecânica é definida como um método manual através do emprego de materiais para restringir os movimentos e acesso ao próprio corpo do indivíduo, quando esse oferece risco para si mesmo ou para terceiros.

Trata-se de uma medida agressiva e estigmatizante, que causa estresse psíquico e afeta a autoestima do paciente e de seus familiares. Além disso, pode causar desconforto físico, dor músculo esquelética e sensação de aprisionamento.

RELEVÂNCIA DO TEMA

É uma prática frequentemente utilizada nos serviços de saúde como meio de controle de pacientes agitados, confusos, desorientados, que apresentam um suposto risco de queda ou que tentam remover dispositivos médicos indicados em seu tratamento. Entretanto, existem controvérsias e críticas relevantes quanto a sua prática.

A prevalência da utilização das medidas de contenção mecânica a nível internacional em ambiente hospitalar varia entre os 3% e os 23%.

Existe uma combinação de fatores que influenciam a utilização de medidas de contenção mecânica: alterações cognitivas, a idade avançada, diminuição da mobilidade, maior dependência para de atividades básicas de vida diária, incontinência urinaria/fecal, alterações sensoriais e as alterações da comunicação verbal. Dessa forma os idosos ficam mais suscetíveis a experienciar os efeitos negativos resultantes da utilização destas medidas, além disso, referem como consequência da utilização de medidas de contenção mecânica a perda de liberdade, identidade, autonomia e dignidade.

A prática da contenção mecânica tem sido associada a desfechos clínicos desfavoráveis, podendo desencadear ou agravar casos de *delirium*, contribuir com a perda de massa muscular, dificultar o reposicionamento no leito e dessa forma aumentar o risco de lesão por pressão. Além disso a permanência do paciente em decúbito dorsal por tempo prolongado, pode dificultar a dinâmica respiratória, causando complicações pulmonares, entre outras.

De forma geral, a contenção mecânica deveria ser uma conduta excepcional, empregada apenas quando estritamente necessária e após esgotamento de todos os recursos alternativos. Entretanto, muitas vezes é essa prática tem sido utilizada de forma abusiva para "facilitar o cuidado".

Existem situações em que se justifica o uso da contenção mecânica e, para esses casos, devemos empregar as melhores práticas assistenciais. Além disso, são pontos fundamentais a abordagem multidisciplinar e o envolvimento do cuidador nesse processo.

Situações em que se justificam o uso da contenção mecânica

A contenção mecânica pode ser bem indicada e justificada quando se propõe a preservar a integridade física do próprio paciente ou daqueles que estão a sua volta (cuidadores, familiares e/ou equipe assistencial), em situações nas quais não há alternativa.

Exemplo de situações em que se justificam o uso da contenção:

- Evitar perda de dispositivos vitais (tubo orofaríngeo, acesso venoso central de pacientes não colaborativos que estão recebendo drogas vasoativas);
- Agitação psicomotora com agressividade física (após esgotamento de todos os métodos farmacológicos e não farmacológicos);
- Recuperação de um procedimento pós sedação (como medida transitória para evitar perda de dispositivos).

Situações em que geralmente NÃO se justificam o uso da contenção mecânica

Existem situações nas quais a contenção mecânica não se justifica, porém, evitar a contenção nesses casos, exigirá dos profissionais preparo técnico, empatia, engajamento e maior tempo beira leito. Deverá haver também um aumento do envolvimento por parte dos cuidadores, necessitando ações educativas e de apoio.

Exemplo de situações em que NÃO se justificam o uso da contenção:

- Evitar perda de dispositivos não vitais (sonda naso enteral, acessos periféricos);

- Como medida preventiva para quedas em pacientes sem percepção adequada do risco (pacientes com diagnóstico de Demência, ou em *delirium*);
- Agitação psicomotora sem agressividade (pacientes confusos que insistem em se levantar).

Estratégias alternativas à contenção mecânica

Abaixo descrevemos algumas estratégias que podemos tentar utilizar antes de optar pelo uso da contenção mecânica:

■ Evitar perda de dispositivos

A presença de um cuidador atento, que se mantenha ao lado do paciente, redirecionando sua atenção e retirando suas mãos gentilmente, quando são direcionadas aos dispositivos.

Quando o paciente tem alguma capacidade de compreensão, a reorientação sobre a importância do dispositivo (o que é, para que serve) deve ser feita quantas vezes forem necessárias.

Outros recursos podem ser utilizados, como, "esconder" os dispositivos com enfaixamento ou confeccionar luvas com atadura de crepe para dificultar a tração/retirada do dispositivo.

■ Evitar quedas em pacientes não cooperativos

Novamente ressaltamos a importância da atuação do cuidador, que deve relembrar ao paciente (quantas vezes forem necessárias) e de forma gentil, sobre os riscos de se levantar sozinho. O cuidador e a equipe de enfermagem devem atuar de forma proativa, se antecipando as necessidades do paciente e dando suporte para as transferências sempre que o paciente desejar mobilizar-se. Para esse perfil de pacientes, é importante manter a cama sempre baixa, estar atento a posição das grades e considerar a possibilidade de acionar o alarme.

■ Controle de agitação psicomotora

Os pacientes que evoluem com agitação psicomotora devem ser abordados com estratégias descritas no capítulo de *delirium*, que serão relembradas aqui de forma breve:

- Revisão de fatores que podem estar causando desconforto (dor, imobilismo, dispneia, retenção urinária);
- Reorientação do paciente de forma gentil;
- Valorização das preocupações e dos medos do paciente (mesmo que sejam irreais ou irrelevantes);

- Utilize o contato visual e o toque sempre que possível;
- Modifique o clima psicológico do ambiente (converse com sobre assuntos leves, pergunte sobre coisas que ele gosta, estimule-o a contar sobre seu passado);
- Considerar o tratamento medicamentoso com antipsicóticos (embora deva ser evitado, pode ser necessário em algumas situações).

Fica evidente a importância do cuidador em todas as estratégias descritas, na tentativa de evitar a contenção mecânica. Dessa forma, é fundamental que o cuidador tenha o apoio da equipe, recebendo as informações necessárias, suporte psicológico e motivação para o engajamento no cuidado e nas ações de monitoramento do paciente.

Pontos importantes na tomada de decisão para realização da contenção mecânica

A contenção mecânica nunca deve ser entendida como forma de punição, deve ser considerada como último recurso para garantir a segurança do paciente e nunca ser utilizada como uma opção para reduzir a carga de trabalho

A abordagem multidisciplinar no cuidado ao paciente idoso é fundamental, e para a realização dessa prática assistencial, não é diferente. É importante que toda a equipe multidisciplinar participe dessa decisão, de forma a chegar em um consenso de que a contenção mecânica é a melhor estratégia e representa os interesses do paciente.

A equipe multidisciplinar também tem um papel importante no monitoramento do paciente de acordo com sua área de atuação, exemplo: equipe de nutrição monitora atentamente o risco para desnutrição e desidratação, a equipe da fonoaudiologia monitora os critérios relacionados ao risco de broncoaspiração, a equipe de farmácia clínica auxilia na revisão de medicamentos prescritos em caso de contenção química, a equipe de enfermagem monitora os sinais vitais, condições da pele, pulso, perfusão e edema nos membros contidos, a equipe de fisioterapia auxilia nas questões motoras com foco na prevenção do imobilismo.

O envolvimento dos familiares e/ou cuidadores é importante. Eles precisam ser informados sobre quais medidas já foram implementadas para contornar o problema e devemos deixar claro os riscos que pretendemos evitar com o uso da contenção.

O paciente (quando possível) deve ser informado de forma simples e assertiva sobre o fato de que a contenção está sendo realizada para sua segurança e será retirada o mais breve possível.

A contenção mecânica deve estar discriminada em prescrição médica, conforme resoluções do Conselho Federal de Medicina. A prescrição deve especificar quais os membros deverão ser contidos, horário de início e duração prevista. Caso se prolongue, a prescrição da contenção deve ser revista e atualizada diariamente.

É importante registrar em prontuário os motivos que justificam a prática da contenção mecânica (o que se pretende evitar), bem como, as medidas que foram implementadas e falharam.

Cuidados práticos que garantem uma contenção mecânica segura

A contenção deve ser realizada apenas nas partes do corpo em que for estritamente necessária. Para a maioria dos idosos, a contenção dos membros superiores é o suficiente.

A padronização de dispositivos específicos essa finalidade, que sejam acolchoados para evitar lesões é importante. Se esse tipo de dispositivo não estiver disponível na instituição, tente proteger os membros a serem contidos, com compressas de algodão.

Não prender as amarras nas grades da cama, pois essa prática pode propiciar a tração dos membros no momento de abaixar as grades, causando danos ao paciente. As amarras devem ser presas na cama e não nas grades.

Atenção às contenções muito apertadas e demasiadamente restritivas, pois dificultam o reposicionamento, causam dor e podem dificultar a dinâmica respiratória. O ideal é permitir uma leve movimentação dos membros, impedindo apenas o acesso às áreas que devem ser protegidas.

O paciente contido deve ser reavaliado a cada uma hora, conforme resolução do Conselho Federal de Enfermagem, que regulamenta a prática da contenção mecânica. Devem ser avaliados os seguintes parâmetros: Nível de consciência, sinais vitais, condições do membro contido (integridade da pele, edema, perfusão), amplitude de movimentos, condições de hidratação, higiene e eliminações.

A cada reavaliação é importante verificar se o paciente apresenta condições para a retirada da contenção mecânica. É necessário que a equipe se empenhe ao máximo para garantir que a contenção seja mantida pelo menor tempo possível e que essa prática nunca seja utilizada com o objetivo de facilitar os cuidados.

Bibliografia

Bleijlevens MHC, Wagner LM, Capezuti E, Hamers JP. Physical Restraints: consensus of a research definition using a modified Delphi Technique. J Am Geriatr Soc. 2016;64(11):2307-10. doi: 10.1111/jgs.14285.

Menezes AK, Santana RF, Cimador F. Práticas assistenciais restritivas e o paradigma da cultura de não contenção da pessoa idosa. In: Tratado de geriatria e gerontologia. 4ª ed. Rio de Janeiro: Guanabara Koogan; 2016. p. 6582-627.

Burry L, Rose L, Ricou B. Physical restraint: time to let go. Intensive Car Med.,v.44, n.8, p.1296-1298, 2018.

Kalula & Petros, 2016; Kruger et al., 2013; Raguan et al., 2015; Thomann et al., 2020.

Hofmann & Hahn, 2014. Registered Nurses' Association of Ontario, 2012.

Grover S, et al. Risk factors for delirium and inpatient mortality with delirium. J.Postgrad. Med., v.59, n.4, p.263, 2013.

Gallinagh N, Campbell & McAleese, 2001; Spinzy, et al., 2018; Wong et al., 2020.

Park M, Tang JH- C. Changing the practice of physical restraint use in acute care. J.Gerontol.Nurs., V.33, n.2, p.9-16, 2007.

Lourenço RA, Veras RP. Mini-Mental State Examination: psychometric characteristics in elderly outpatients. Rev Saúde Pública [Internet]. 2006 [cited 2017 Nov 03];40(4):712-9. Available from: Available from: http://www.scielo.br/scielo.php?script=sci_arttext&pid=S0034-89102006000500023&lng=en&nrm=iso&tlng=en

Arruda GO, Molena-Fernandes CA, Mathias TAF, Marcon SS. Hospital morbidity in a medium-sized city: differentials between men and women. Rev Latino Am Enfermagem [Internet]. 2014 [cited 2017 Nov 26];22(1):19-27. Available from: Available from: http://www.scielo.br/scielo.php?script=sci_arttext&pid=S0104-11692014000100019

Caderno de Capacitação. Atendimento Seguro à pessoa Idosa Hospitalizada. Ministério da Saúde 2018-2020.

10 Estratégias de Estímulo à Mobilidade

Cinthia Mucci Ribeiro
Laura Dutra Carraro

DEFINIÇÃO E RELEVÂNCIA DO TEMA

As modificações funcionais e estruturais nos sistemas do corpo humano decorrentes do envelhecimento aumentam o nível de dependência, comprometem o desempenho das atividades de vida diária (AVDs) e favorecem ainda o desenvolvimento de processos crônico degenerativos e comorbidades.

A mobilidade é essencial para a manutenção de uma vida independente, pois interfere em diversos aspectos como: padrão de funcionamento intestinal, estado nutricional, autoconceito, autoimagem entre outros. O enfraquecimento do músculo esquelético é um dos problemas mais comuns que levam à diminuição da mobilidade. Diferentes modificações fisiológicas ocorrem com o idoso em relação ao aparelho músculo esquelético: ossos osteoporóticos, degeneração das cartilagens articulares, perda de elasticidade dos tendões, amplitude de movimento limitada, discos vertebrais adelgaçados e diminuição da densidade muscular, perda de massa muscular e tecido ósseo, sarcopenia, perda de fibras esqueléticas, diminuição da elasticidade e comprimento das fibras, fraqueza muscular.[1]

Durante a hospitalização é comum que o paciente idoso passe grande parte do tempo deitado no leito ou sentado em uma poltrona. Muitos desses indivíduos não chegam a ficar mais que cinco minutos em pé ao longo do dia. A esse fenômeno, atribuímos o nome de SÍNDROME DO IMOBILISMO, que promove rápida perda de massa muscular e compromete a marcha, gerando um processo de deterioração progressiva da mobilidade. Além disso, aumenta o risco de queda, pode induzir a hipotensão ortostática, causa obstipação, aumenta o risco de tromboembolismo venoso, contribui para a atelectasia pulmonar e aumenta o risco de lesão por pressão.

O impacto dos danos associados ao imobilismo sofrido pelo paciente no período de internação continua repercutindo no período subsequente à alta. Grande parte dos idosos hospitalizados apresentam um declínio funcional, em relação a sua funcionalidade antes da internação, com impacto em suas atividades básicas de vida diária.

Diversos fatores contribuem para a inatividade no ambiente hospitalar, incluindo limitações e desconfortos relacionados ao processo de adoecimento, uso de dispositivos restritivos (sondas, cateteres, compressores pneumáticos, curativos com terapia por pressão negativa), mudança do ambiente físico (falta de familiaridade do paciente), espaço restrito de circulação, entre outros.

Devido a gravidade do impacto para os pacientes idosos, suas consequências e por ser amplamente negligenciada, a síndrome do imobilismo tem sido chamada de "epidemia oculta dos hospitais".

DE QUEM É A RESPONSABILIDADE PELA MOBILIDADE DO PACIENTE NO HOSPITAL?

A equipe multiprofissional precisa incluir em todas as etapas da organização do cuidado do paciente idoso, o acolhimento e a humanização. Desta forma, não basta apenas exercitar a escuta, mas o cuidado deve ser orientado a partir da funcionalidade global da pessoa idosa, considerando o risco de fragilidade existente, seu grau de dependência e a busca pela autonomia[2].

Alguns dos principais desafios e barreiras na assistência de pacientes idosos está nas necessidades de cuidados complexos e demorados. Esses fatores, dificultam a integração da equipe no cuidado multiprofissional.

INDICAÇÃO DA FISIOTERAPIA MOTORA

A redução da mobilidade traz consigo um aumento na morbidade em pacientes idosos. Esse fato acarreta uma redução entre 5% a 6% de força e massa muscular por dia, o que contribui para déficits de mobilidade, queda na capacidade funcional e diminuição na capacidade oxidativa da musculatura esquelética.

A fisioterapia oferece possibilidades de tratamentos cuja finalidade é fazer com que o indivíduo recupere sua capacidade motora para realizar suas atividades de vida diária. E, para melhor definição dos objetivos terapêuticos e condutas, existem escalas de avaliação voltadas para o público idoso e seus principais déficits funcionais.

Para o indivíduo idoso são utilizadas escalas de avaliação e de medidas conforme Tabelas 10.1 e 10.2[3,4,5]:

É de extrema importância que profissionais voltados para a área de geriatria e gerontologia estudem e conheçam as escalas de avaliação, a fim de propor uma avaliação adequada e um plano terapêutico que objetive a melhora dos déficits funcionais.

Tabela 10.1. Instrumentos multidimensionais

Escala	Objetivo	Como se avalia	Pontuação
Índice de Barthel	Avalia a independência funcional no cuidado pessoal, mobilidade, locomoção e eliminações.	Aplicação de questionário.	Pontuação de 0 a 100, em intervalos de 5 pontos, e as pontuações mais elevadas indicam maior independência.
Medida de Independência Funcional (MIF)	Avaliação de capacidade funcional e avaliação cognitiva.	Escala composta por 18 categorias agrupadas em seis dimensões: autocuidado, controle de esfíncteres, transferências, locomoção, comunicação e cognição social.	Realiza-se a soma da pontuação de cada dimensão, sendo 18 mínimo (dependência completa) e de 104 a 126 equivale a independência completa / modificada.
Índice de Atividades Básicas de Vida Diária (ABDV)	Avalia as atividades de vida diária hierarquicamente relacionadas, sendo organizada para mensurar a capacidade funcional em determinadas funções	Para cada função avaliada é dada uma classificação: independente, parcialmente dependente ou totalmente dependente	Avaliação funcional de desempenho em seis funções: tomar banho, vestir-se, ir ao banheiro, transferir-se, ter continência e alimentar-se
Escala	Objetivo	Como se avalia	Pontuação
Teste de Tinetti	Avaliação de marcha.	Avalia aspectos da marcha como velocidade, distância do passo, simetria, equilíbrio em pé, girar e mudanças com os olhos fechados.	Contagem para cada exercício varia de 0 a 1 ou e 0 a 2, com uma contagem mais baixa que indica uma habilidade física mais pobre.

A literatura mostra a utilização de outras escalas como: Índice de autocuidado de Kenny, Avaliação geriátrica ampla, Avaliação funcional breve do idoso, Sistema de avaliação de idoso (easy-care), Escala de Lawton & Brody, Avaliação funcional de Pffefer e Medida canadense de desempenho ocupacional (COPM).

Tabela 10.2. Instrumentos de medidas de desempenho

Escala de Berg	Utilizada para determinar objetivamente a capacidade (ou incapacidade) de um indivíduo de se equilibrar com segurança durante uma série de tarefas predeterminadas.	São solicitados algumas posturas e movimentos, no qual o avaliador examina sua capacidade de permanecer na postura e/ou executar o movimento com independência e segurança.	Pontuação máxima de 56, sendo considerada pontuação de 41-56 um bom equilíbrio.
Timed up and go (TUG)	Avalia o desempenho relacionado ao equilíbrio dinâmico e à marcha.	Consiste em levantar-se de uma cadeira e caminhar em linha reta a 3 metros de distância, virar, caminhar de volta e sentar-se novamente.	Quanto menor o tempo utilizado, melhor é o desempenho no teste.
Short Physical Performance Battery (SPPB)	Verificar o maior déficit dentro das dimensões: equilíbrio, velocidade e força.	São solicitados e avaliados alguns movimentos como: marcha, sentar-levantar e a manutenção da postura com pés juntos, depois com um pé na frente do outro.	É dada pela soma dos 3 testes, tendo uma pontuação de 0 a 12, sendo 10 a 12 considerada uma boa capacidade.
Performance Oriented Mobility Assessment (Poma)	Avaliar os fatores de risco de quedas em idoso.	O idoso fica em pé com o examinador no final do trajeto determinado (sem obstáculos). O idoso percorre o trajeto em seu passo habitual enquanto o examinador observa um componente da marcha por vez.	A pontuação máxima é 56 pontos e cada item pode ser pontuado em uma escala de 0 a 4 pontos.
MRC	Escala de avaliação de força muscular	A força de grupos musculares específicos é testada contra resistência, comparando-se um lado do corpo com o outro.	O escore total apresenta pontuação de 0 a 60 pontos, sendo o escore menor que 48 é indicativo de fraqueza muscular.

A literatura mostra outros instrumentos de medida de desempenho, como: Teste de alcance funcional e Teste de caminhada (TC6).

ATUAÇÃO DA EQUIPE DE FISIOTERAPIA EM FAVOR DA MOBILIDADE

Os primeiros dias de internação são muitas vezes considerados os mais críticos para a saúde do idoso, pois está associado a um maior tempo de restrição ao leito, reduzindo massa muscular global (principalmente pela perda de fibras musculares do tipo II), sendo um dos principais impactos do imobilismo, somado a piora da capacidade aeróbia, afetando diretamente sua funcionalidade e acentuando ainda mais os impactos negativos à sua saúde, agravando sequelas físicas, afetando negativamente sua qualidade de vida e prolongando tempo de internação[6].

Estudos mostram que exercícios e protocolos de reabilitação precoce aplicados desde o início da internação são seguros e podem prevenir declínio funcional e cognitivo. A realização diária de fisioterapia, com prescrição de exercícios multicomponentes, como: exercícios de resistência, equilíbrio, treino de sentar e levantar, treino de marcha e caminhada podem atenuar o declínio funcional, diminuir a incidência de incapacidade associada à hospitalização (HAD) em pacientes muito idosos, além de estar associada a redução na mortalidade e do tempo de permanência hospitalar[7,8].

O uso de eletroterapia associada a um programa de exercícios físicos durante a hospitalização melhora a performance física e funcional de pacientes idosos.

Condutas clássicas como: alongamentos, movimentação articular, propriocepção articular, treino de equilíbrio, exercícios terapêuticos na água, treino de marcha e o treino de força são considerados muito importantes pois, além de auxiliar no retardo de alterações anatômicas que ocorrem com o envelhecimento (como: aumento de curvaturas da coluna, perda de tecido ósseo, sarcopenia, aumento de tecido adiposo, diminuição das fibras brancas tipo 2 que levam a redução de força muscular, perda de neurônios) também são ações importante pois atuam como um tratamento preventivo de quedas, além de trabalhar o neuropsicomotor do paciente, objetivando sempre sua capacidade funcional e qualidade de vida.

O PAPEL DA EQUIPE MULTIPROFISSIONAL NA PROMOÇÃO DA MOBILIDADE

A responsabilidade pela mobilidade do paciente idoso hospitalizado não pode ser atribuída a um profissional isoladamente. Por isso algumas instituições têm criado times de mobilidade ou desenvolvido programas multidisciplinares de estímulo à mobilidade. Para instituições que não contam com essas estratégias, é importante que todos os profissionais tenham essa preocupação e atuem de forma colaborativa com esse objetivo em comum.

Destacam-se estratégias para otimizar a mobilização precoce de pacientes internados, dentre elas[10]:

- Criar um time multidisciplinar com foco na mobilização precoce: esse time ajudaria a desenvolver a cultura da mobilidade usando habilidades de liderança e comunicação para educar, treinar, coordenar e promover a mobilização do paciente. Além de apoiar a equipe com ênfase em segurança e habilidades práticas para melhorar a confiança e as capacidades da equipe;
- Identificar barreiras relacionadas ao paciente (por exemplo, instabilidade fisiológica e dispositivos médicos), barreiras estruturais (por exemplo, pessoal e equipamento limitados), barreiras processuais (por exemplo, falta de

coordenação e triagem atrasada para elegibilidade) e barreiras culturais (por exemplo, experiência anterior da equipe e prioridades para atendimento ao paciente).;
- Implementação de diretrizes de segurança, uso de protocolos de mobilidade, treinamento, educação e rodadas interprofissionais e inclusão de equipe médica;
- Promover a comunicação multiprofissional, incluindo oportunidade para todos os membros da equipe levantarem preocupações e garantir o fluxo de informações sobre metas de mobilidade e conquistas entre a equipe e ao longo do tempo.

Palavras-chaves

- Mobilidade.
- Capacidade funcional
- Avaliação.
- Equipe multidisciplinar.

Referências

1. Zortéa NB e Bertol CD. Alterações musculoesqueléticas e suas implicações em idosos. In: Congresso Internacional em Saúde. 2019.
2. Ministério da Saúde. Diretrizes para o cuidado das pessoas idosas no sus: proposta de modelo de atenção integral, 2014. https://bvsms.saude.gov.br/bvs/publicacoes/diretrizes_cuidado_pessoa_idosa_sus.pdf
3. Minosso JSM e cols. Validação, no Brasil, do Índice de Barthel em idosos atendidos em ambulatórios. Acta paul enferm. 2010; 23(2): 218-23. https://doi.org/10.1590/S0103-21002010000200011
4. Paraná. Secretaria do Estado da Saúde do Paraná. Superintendência de Atenção à Saúde. P223a. Avaliação multidimensional do idoso/SAS. Curitiba: SESA, 2018. Disponível em: https://www.saude.pr.gov.br/sites/default/arquivos_restritos/files/documento/2020-04/avaliacaomultiddoidoso_2018_atualiz.pdf
5. Veras RP. Guia dos instrumentos de avaliação geriátrica [Recurso Eletrônico]. Rio da Janeiro: Unati/UERJ, 2019. Disponível em: http://www.unati.uerj.br/Guia%20dos%20instrumentos%20Avaliacao%20Geriatrica.pdf
6. Martins GS e cols. Análise do estado funcional e força muscular de adultos e idosos em unidade de terapia intensiva: coorte prospectiva. Ciência & Saúde Coletiva. 2021; 26(7): 2899-2910.
7. Martínez-Velilla N e cols. Effect of exercise intervention on functional decline in very elderly patients during acute hospitalization. JAMA Intern Med. 2019; 179(1): 28-36. Effect of Exercise Intervention on Functional Decline in Very Elderly Patients During Acute Hospitalization: A Randomized Clinical Trial - PubMed (nih.gov)
8. Ortiz-Alonso J e cols. Effect of a simple exercise program on hospitalization-associated disability in older patients: a randomized controlled trial. JAMDA. 2020; 21(4): 531-537.
9. da Silva IM e cols. The Multi-professional work team in the context of COVID-19: Several overview, just one purpose. Research Society and Development. 2021; 10(3): e53210313439.
10. Hodgson CL e cols. Ten strategies to optimize early mobilization and rehabilitation in intensive care. Crit Care. 2021; 25:324-327.

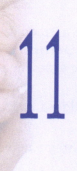

11 Estratégias para Prevenção de Iatrogênia Medicamentosa

Daniel Apolinário
Siomara Tavares Fernandes Yamaguti

INTRODUÇÃO

O envelhecimento é acompanhado de alterações farmacodinâmicas e farmacocinéticas que exigem cuidados específicos. Além do envelhecimento em si, algumas síndromes geriátricas e comorbidades comuns entre os idosos podem alterar a metabolização, a distribuição, a eliminação e a toxicidade das medicações. Por exemplo, a sarcopenia está associada a um volume de distribuição reduzido para medicações hidrofílicas.

As doenças neurodegenerativas e cerebrovasculares determinam intolerância a agentes anticolinérgicos. A redução da taxa de filtração glomerular requer ajuste de doses e adaptações posológicas.

Os cuidados específicos com a prescrição do idoso devem ser ainda maiores na presença de polifarmácia (uso de 5 ou mais medicamentos) e redobrados na presença de polifarmácia excessiva (10 ou mais medicamentos), condições cada vez mais comuns entre os idosos. A presença da multimorbidade e o uso de um número cada vez maior de medicações trazem desafios complexos, aumentando o risco de interação medicamentosa e iatrogenia.

Medidas para evitar reações adversas a medicamentos são fundamentais na assistência a qualquer paciente hospitalizado, entre os idosos essa necessidade assume uma importância ainda maior.

O envelhecimento é acompanhado de alterações farmacodinâmicas e farmacocinéticas que exigem cuidados específicos. Além do envelhecimento em si, síndromes geriátricas e comorbidades comuns entre os idosos podem alterar a metabolização, a distribuição, a eliminação e a toxicidade das medicações.

Grande parte dos idosos apresenta polifarmácia (uso de 5 a 9 medicamentos) ou polifarmácia excessiva (uso de 10 ou mais medicamentos). O uso concomitante de numerosos agentes farmacológicos aumenta o risco de interações medicamentosas e reações adversas.

Entre as reações adversas mais comuns na população idosa hospitalizada podemos citar:

- Quedas causadas por medicações com atividade no sistema nervoso central ou que induzam hipotensão ortostática;
- Deterioração do estado nutricional causada por medicações que causam redução do apetite, alteração do paladar, xerostomia, náusea e obstipação.
- *Delirium* provocado por medicações anticolinérgicas ou sedativas.
- Redução da mobilidade pelo uso de medicações que causam sedação, apatia, rigidez e hipotensão;
- Broncoaspiração causada por medicações que causam sonolência e afetam a deglutição;
- Sangramento provocado por doses inapropriadas de antiagregantes e anticoagulantes;
- Hipoglicemia provocada por doses inapropriadas de insulina ou hipoglicemiante oral.

As reações adversas podem desencadear um fenômeno chamado cascata iatrogênica da prescrição. Quando uma medicação apresenta um efeito colateral, em vez de substituir ou reduzir a dose, o prescritor, muitas vezes, adiciona uma segunda medicação para tratar os efeitos colaterais da primeira. Essa segunda medicação, por sua vez, determina novos efeitos colaterais que serão tratados com uma terceira medicação, e assim por diante.

Nesse ciclo vicioso, o paciente acaba recebendo um grande número de medicações desnecessárias e danosas.

Grande parte dos médicos atualmente em atividade não recebeu uma formação específica voltada para a prescrição ao idoso. Como resultado, as particularidades da prescrição ao idoso são negligenciadas, trazendo riscos especialmente aos pacientes de idade mais avançada, com fragilidade, sarcopenia, instabilidade postural e comprometimento cognitivo.

Outro fator que determina iatrogenia medicamentosa entre os idosos é o fenômeno crescente da fragmentação do cuidado. Por apresentar múltiplas comorbidades, o idoso é atendido por diversas especialidades. A atuação de múltiplos profissionais acaba promovendo a prescrição de um número excessivo de medicações, na medida em que cada especialista está cuidando "da sua parte" e nenhum deles tem a visão do todo. Entre os idosos frágeis, a ausência de um profissional capaz de coordenar os cuidados pode resultar em desfechos catastróficos.

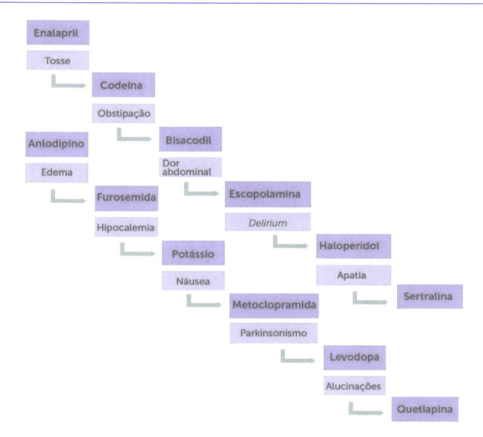

Figura 11.1. Exemplo de cascata iatrogênica da prescrição.

MEDICAÇÕES POTENCIALMENTE INAPROPRIADAS

O grande risco de iatrogenia medicamentosa observado na população idosa incentivou Marck Beers, geriatra norte-americano, a desenvolver uma relação de medicações potencialmente inapropriadas para idosos, incluindo aquelas que apresentam uma relação de risco-benefício desfavorável para a maioria dos idosos. Ao longo dos anos, os critérios de Beers foram sendo atualizados pela Sociedade Americana de Geriatria.

Ressaltamos que a classificação de uma medicação como "potencialmente inapropriada" para o idoso deve ser contextualizada diante das singularidades de cada paciente.

É preciso avaliar se existem alternativas de tratamento não farmacológico ou se a medicação pode ser substituída por outra mais segura. Caso seja impreterível, a medicação deve ser utilizada na menor dose possível, pelo menor tempo possível e cercada dos cuidados de monitoramento necessários.

Nos tópicos a seguir, revisaremos de forma breve as medicações potencialmente inapropriadas que são mais frequentemente utilizadas no ambiente hospitalar e que devem ser conhecidas por todos os profissionais.

MEDICAÇÕES QUE PODEM PRECIPITAR DELIRIUM

Entre os agentes que podem causar ou facilitar quadros de delirium destacamos as medicações anticolinérgicas. A acetilcolina é um neurotransmissor importante nos processos cognitivos e seu desequilíbrio está fortemente associado aos quadros confusionais agudos. Os agentes anticolinérgicos mais utilizados no ambiente hospitalar estão descritos na Tabela 11.1.

Tabela 11.1. Agentes anticolinérgicos mais utilizados no ambiente hospitalar

Categoria	Medicações mais comuns
Anti-histamínicos de 1ª geração Uso: quadros de alergia e prurido.	Hidroxizine, dimenidrato, prometazina.
Antimuscarínicos urinários Uso: incontinência urinária.	Oxibutinina, darifenacina, solifenacina.
Anti-Parkinsonianos Anticolinérgicos Uso: doença de Parkinson.	Triexifenidil, biperideno.
Antiespasmóticos Uso: quadros de cólica e dor abdominal.	Escopolamina.
Antidepressivo tricíclico Uso: quadros de depressão e dor neuropática.	Amitriptilina, nortriptilina, imipramina.

As medicações com efeito sedativo também estão associadas a um maior risco de delirium. Entre as medicações sedativas que podem precipitar quadros de *delirium* no ambiente hospitalar estão as mencionadas na Tabela 11.2.

Tabela 11.2. Medicações sedativas

Categoria	Medicações mais comuns
Benzodiazepínicos	Clonazepam, alprazolam, bromazepam.
Hipnóticos não benzodiazepínicos	Zolpidem, zopiclona.
Anticonvulsivantes sedativos	Fenitoína, fenobarbital.
Opioides	Metadona, morfina, oxicodona, tramadol, codeína.
Relaxantes musculares	Carisoprodol, ciclobenzaprina.

MEDICAÇÕES QUE AUMENTAM O RISCO DE QUEDAS

Diversas medicações com efeito no sistema nervoso central (não necessariamente sedativas) foram associadas a um maior risco de quedas, entre elas os indutores do sono; ansiolíticos; antidepressivos de todas as classes farmacológicas; antipsicóticos utilizados no controle da agitação em idosos com demência ou delirium; anticonvulsivantes; e opioides utilizados no tratamento da dor.

A associação entre medicações com efeito no sistema nervoso central é particularmente preocupante. Nos critérios de Beers, o uso de três ou mais dessas medicações é contraindicado entre os idosos, devido ao alto risco de quedas.

Outro mecanismo comum pelo qual as medicações podem provocar quedas em idosos hospitalizados é a hipotensão ortostática. Essa condição faz com que o paciente apresente uma redução abrupta da pressão arterial ao se levantar, provocando pré-síncope e queda. Nesses casos, a queda traz um risco particularmente alto de lesões graves, pois o paciente cai sem reação de proteção. Entre as medicações que podem provocar queda pelo mecanismo de hipotensão ortostática podemos citar os diuréticos de alça (ex.: furosemida), vasodilatadores (nitratos, hidralazina) e antiadrenérgicos (doxazosina, tansulosina, clonidina, metildopa).

MEDICAÇÕES QUE PODEM PROVOCAR REDUÇÃO DA INGESTÃO ALIMENTAR

Diversas medicações podem reduzir a ingestão alimentar, inibindo o apetite, alterando o paladar, gerando xerostomia, causando náusea e obstipação. Na Tabela 11.3 tem as medicações implicadas que são utilizadas com maior frequência no ambiente hospitalar.

Tabela 11.3. Medicações implicadas utilizadas no ambiente hospitalar

Categoria	Medicações mais comuns
Digitálicos	Digoxina, deslanosídeo.
Antidiabéticos	Metfomina, exenatida, liraglutida, dapagliflozina.
Anticonvulsivantes	Topiramato, zonisamida.
Antiparkinsonianos	Levodopa, amantadina.
Antagonistas do canal de cálcio	Verapamil, diltiazem, anlodipino, nifedipino.
Inibidores da recaptação de serotonina	Fluoxetina, sertralina, citalopram.
Anticolinesterásicos	Rivastigmina, galantamina, donepezila.
Anti-inflamatórios	Diclofenaco, cetorolaco, indometacina.
Antibióticos	Macrolídeos, metronidazol, tigeciclina.
Opioides	Codeína, tramadol, oxicodona, morfina.
Suplementos minerais	Ferro, potássio, magnésio.

OUTRAS MEDICAÇÕES POTENCIALMENTE INAPROPRIADAS PARA IDOSOS

Óleo mineral. Em caso de broncoaspiração pode causar quadros graves de pneumonite lipídica. Além disso, reduz a absorção das vitaminas lipossolúveis (A, D, E e K).

Anti-inflamatórios. Entre os idosos estão associados a um risco elevado de sangramento gastrointestinal e de piora da função renal.

Inibidores de bomba de próton (omeprazol, pantoprazol etc.). Aumentam o risco de infeção por clostridium difficile, pneumonia aspirativa e fraturas. Indicados apenas em situações específicas como úlcera péptica, esofagite erosiva e profilaxia em paciente crítico.

IMPORTANTE

Como grande parte dos médicos não recebeu uma formação voltada para as especificidades da população idosa, prescrições que trazem risco para o paciente idoso são encontradas com frequência no hospital. É importante que os profissionais não prescritores também estejam atentos à prescrição, pois ela pode conter elementos de intersecção com a sua atuação. Em ambientes verdadeiramente interdisciplinares, é comum que profissionais não prescritores percebam inadequações na prescrição e consigam intervir na prevenção de agravos.

Bibliografia

Wallace J, Paauw DS. Appropriate Prescribing and Important Drug Interactions in Older Adults. Med. Clin. North. Am., v. 99, n. 2, p. 295-310, 2015.

Rochon PA, Gurwitz JH. The prescribing cascade revisited. Lancet., v. 389, n. 10081, p. 1778-1780, 2017.

American Geriatrics Society Beers Criteria. American Geriatrics Society 2019 Updated AGS Beers Criteria for Potentially Inappropriate Medication Use in Older Adults. J. Am. Geriatr. Soc., v. 67, n. 4, p. 674-694, 2019.

American Geriatrics Society Beers Criteria. American Geriatrics Society 2019 Updated AGS Beers Criteria for Potentially Inappropriate Medication Use in Older Adults. J. Am. Geriatr. Soc., v. 67, n. 4, p. 674-694, 2019.

12 Dor no Paciente Idoso

Tatiane Glória da Mota

A organização Mundial da Saúde (OMS) define o envelhecimento como uma consequência do acúmulo de uma diversidade de danos que ocorre no organismo ao longo dos anos em que as reservas fisiológicas vão sofrendo uma perda gradual, elevando o risco de adquirir algumas doenças.

O Brasil é considerado o 5° país com maior número de pessoas idosas no mundo. Dentre as patologias que repercutem negativamente no equilíbrio da população idosa, podemos citar aquelas associadas à dor.

O conceito dor foi atualizado em 2020 descrevendo "uma experiência sensitiva e emocional desagradável associada, ou semelhante àquela associada a uma lesão tecidual ou potencial", ele é abrangente e menciona sobre:

- A dor sendo uma experiência pessoal, influenciada, em vários graus, por fatores biológicos, psicológicos e sociais;
- Através das suas experiências de vida, as pessoas aprendem o conceito de dor.
- O relato de uma pessoa sobre uma experiência de dor deve ser respeitado.
- A descrição verbal é apenas um dos vários comportamentos para expressar a dor, a incapacidade de comunicação não invalida a possibilidade de uma pessoa sentir dor.

Estima-se que 20 a 50% dos idosos provenientes da comunidade tem dor e esse número aumenta para 45 a 80% em idosos institucionalizados, podendo ser ainda maior nesta classe de pacientes hospitalizados, com a dor sendo sub tratada e sub reconhecida. Estudos mostram que mais de 50% destes não recebem o controle adequado da dor e mais de 25% morrem sem obter controle adequado. Em idosos com demência, avaliar a dor se torna um desafio ainda maior, o que, em parte, se justifica pela maior dificuldade em sua avaliação.

Nos idosos a dor é mais prevalente e é comumente resultado da interação de múltiplos mecanismos etiológicos e não do processo natural do envelhecimento.

Dentre as principais causas de dor no idoso podemos citar as doenças osteomusculares, principalmente as degenerativas; a osteoporose e suas consequências, as fraturas, doença vascular periférica, neuropatias periféricas, neuralgia pós herpética, dor do membro fantasma, polimialgia reumática, lombalgias, doenças neoplásicas e outras desordens musculoesqueléticas.

A dor compromete a qualidade de vida levando a consequências nas suas várias dimensões:

- **Física**: quedas, fragilidade, redução da funcionalidade.
- **Psíquica**: irritabilidade, humor ansioso, depressão, delirium, alterações cognitivas (déficit de atenção, perda de memória).
- **Social**: isolamento, percepção de inutilidade e solidão, perda de papeis sociais e familiares.
- **Econômica**: impacto laboral com prejuízos financeiros, maior gasto nos cuidados com a saúde.

Frente a isso, nos deparamos com desafios relacionados ao cuidado desta população, que é portadora de várias doenças crônico-degenerativas, e grandes consumidoras dos serviços de saúde. No idoso com demência o diagnóstico e o tratamento da dor podem tornar-se um problema ainda maior, que em parte se justifica, pela maior dificuldade em sua avaliação.

Diante do exposto, a mensuração e o registro do fenômeno doloroso são passos importantes para o controle álgico na população idosa.

AVALIAÇÃO DA DOR NO PACIENTE IDOSO

Para avaliar a dor no paciente idoso é necessária uma abordagem multidimensional que vai desde a anamnese e exame físico como o a aplicação de escalas de avaliação de dor uni e multidimensionais.

A anamnese e exame físico são fundamentais para a caracterização da dor. Assim como outros sintomas, é fundamental detalhar os seguintes aspectos:

- Surgimento: súbito, insidioso.
- Localização: localizada, regional e generalizada.
- Evolução: aguda, subaguda, crônica.
- Intensidade: leve, moderada, forte; em progressão, em regressão ou mantida.
- - Características: contínua, intermitente, pulsátil, queimação, em choque.
- Sintomas associados: fraqueza, alterações sensoriais, sudorese, náuseas.

Fatores desencadeantes e de alívio: movimento, postura, medicamentos No exame físico deve-se verificar:

- Inspeção e pesquisa de posição antálgica, deformidades, desalinhamento, atrofia, distúrbio de marcha.
- Palpação no local da dor, tentando-se esclarecer pontos de inflamação, espasmos musculares e pontos gatilhos.
- Avaliação de sinais neurológicos: teste de sensibilidade, força muscular e equilíbrio.

Tais informações norteiam o raciocínio clínico para se estabelecer o tipo de dor (nociceptiva, neuropática, psicogênica, disfuncional, mista), as prováveis causas etiológicas e os fatores contribuintes.

Ainda como parte da avaliação da dor, no que diz respeito ao monitoramento e registros temos hoje nas instituições de saúde, a dor como 5° sinal que deve ser mensurada junto com a pressão arterial, pulso, temperatura e frequência respiratória.

Historicamente a necessidade de a dor ser reconhecida como 5° sinal vital, foi citada pela primeira vez em 1996 por James Cambpell (presidente da Sociedade Americana de Dor, com o objetivo de conscientizar os profissionais de saúde sobre o monitoramento e tratamento desta condição. Destaca-se a importância do gerenciamento da dor pela maior agência acreditadora dos EUA – *Joint Commission Accreditation Heathcare Organization* (JCAHO), fazendo com que o mesmo faça parte do processo de acreditação hospitalar. Escalas de avaliações da dor são instrumentos muito úteis para quantificação do sintoma, com o objetivo de planejar e monitorar o tratamento a curto, médio e longo prazo.

Vale ressaltar que a aplicação das escalas irá depender das peculiaridades de cada paciente, dos objetivos, do tempo disponível, do treinamento da equipe em usá-las.

O Conselho Regional de Enfermagem (COREN-SP) menciona no seu parecer 024/2013 – Competência para a aplicação e avaliação de escalas do dor: o técnico/auxiliar de enfermagem poderá aplicar a escala categórica numérica/verbal e ou escala analógico visual, além das escalas comportamentais, desde que disposto na prescrição de enfermagem. No entanto, quanto ao uso de escalas multidimensionais, somente competem ao enfermeiro a sua aplicação e avaliação.

ESCALAS DE AVALIAÇÃO DA DOR

A seguir, destacam-se as escalas que podem ser usadas no paciente idoso para avaliação da dor:

Unidirecionais

As escalas unidirecionais são maneiras mais simples para mensurar a intensidade de dor, são mais fáceis e de rápida aplicação.

■ Escala Categórica Numérica

Deve ser aplicada em idosos orientados que conseguem descrever as características da dor (início, localização, irradiação, aspecto, duração e intensidade).

■ Escala visual analógica

A intensidade da dor é expressa por meio de cores conforme a Figura 12.1.

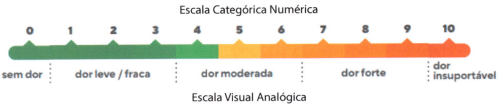

Figura 12.1.

■ Escala de Faces

Apresenta categoria de descritores visuais, usando expressões faciais refletindo magnitudes de dor diferentes. O idoso deve apontar a face que é consistente com seu nível atual de dor. Usada para pacientes analfabeto-especiais com déficit cognitivo ou de comunicação que consigam compreender e apontar sua face de dor (Figura 12.2).

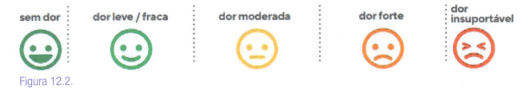

Figura 12.2.

Especial atenção deve ser reservada aos idosos com alterações cognitivas e/ou motoras, visto que os sintomas dolorosos podem não ser verbalizados e cursar com pioras cognitivas e funcionais, delirium hiper ou hipoativo, alterações de comportamento, quedas. Cabe aos profissionais de saúde valorizar as informações fornecidas pelos principais cuidadores e aplicar uma escala de avaliação de dor que avalie alterações de comportamentos que podem predizer dor.

Escala PAINAID-Br

É composta pelos indicadores: respiração, vocalização, expressão corporal e consolabilidade, cada um deles pontuando de 0 a 2 ponto, numa escala métrica de 0 a 10 pontos, a pontuação maior é indicativa de maior intensidade de dor.

Deve ser usada em idosos com demência avançada, Alzheimer, pacientes não responsivos e/ou comatosos.

Como usa-la: Observe o paciente por 5 minutos antes de pontuar os comportamentos apresentados pelo paciente. Ele pode ser observado em diferentes condições (em repouso, durante uma atividade agradável, recebendo cuidados, após receber um analgésico) enquanto os instrumentos multidimensionais abordam não somente os aspectos físicos, mas também buscam interpretar e compreender o fenômeno doloroso.

Tabela 12.1.

Comportamento	0	1	2	Pontuação
Respiração Independente de vocalização	Normal	Dificuldade ocasional para respirar Curto período de hiperventilação	Respiração ruidosa e com dificuldades Longo período de hiperventilação Respiração Cheyne-Stokes	
Vocalização negativa	Nenhuma	Resmungos ou gemidos ocasionais Fala baixa ou em baixo tom, de conteúdo desaprovador ou negativo	Chamados pertubadores repetitivos Resmungos ou gemidos altos Choro	
Expressão facial	Sorrindo ou inexpressiva	Triste Assustada Franzida	Careta	
Linguagem corporal	Relaxada	Tensa Andar angustiado/aflito de um lado para o outro Inquietação	Rígida Punhos cerrados Joelhos encolhidos Puxar ou empurrar para longe Comportamento agressivo	
Consolabilidade	Sem necessidade de consolar	Distraído(a) ou tranquilizado(a) por voz ou toque	Incapaz de ser consolado(a), distraído(a) ou tranquilizado(a)	
			TOTAL	

Pontuação: O total de pontos varia de 0-10 pontos. Uma possível interpretação da pontuação é: DOR LEVE (1 - 3), DOR MODERADA (4 - 6), DOR SEVERA (7 - 10). Estas variações são baseadas numa escala padrão de dor de 0- 10, mas não foram comprovadas na literatura para essa avaliação.

Multidimensionais

Os instrumentos multidimensionais de avaliação da dor em idosos, medem não apenas a intensidade da dor, mas permitem identificar as condições que envolvem a dor sob os aspectos emocionais, físicos, psicológicos, sociais e econômicos.

■ Questionário McGill de Dor (MPQ)

Este avalia as dimensões sensoriais, afetivas e avaliativas da dor, baseando-se em palavras que o paciente seleciona para descrever sua dor. Inclui um diagrama corporal

Avalia as dimensões sensoriais, afetivas e avaliativas da dor, baseando- se em palavras que o paciente seleciona para descrever sua dor. Inclui um diagrama corporal para localização da experiência dolorosa, uma escala de intensidade e 78 descritores de dor agrupados em 4 grupos e 20 subgrupos. Não é uma escala indicada para idosos com problemas de comunicação como déficit auditivo e visual (Tabela 12.2 e Figura 12.3).

■ PACSLAC
(Pain Assessment Checklist for Seniors With Limited Ability to Communicate)

É um check list de avaliação da dor no idoso com habilidade limitada para comunicação e foi criado para aperfeiçoar a avaliação e mensuração de dor nos pacientes com demência avançada (Quadro 12.1).

Todos os instrumentos de avaliação da dor aqui mencionados foram traduzidos, adaptados e validados para o Brasil.

Além deste monitoramento por meio das escalas, é importante trabalhar a gestão das expectativas do tratamento da dor com o paciente, cuidador e família, para estabelecer metas realísticas de controle álgico, enfatizando a melhora na qualidade de vida e recuperação funcional.

ABORDAGEM NÃO FARMACOLÓGICA DA DOR NO IDOSO

O tratamento da dor no idoso não deve ser focado exclusivamente no uso de medicadas farmacológicas, sendo a abordagem multidisciplinar de fundamental importância para o tratamento ser bem-sucedido.

A combinação de métodos farmacológicos e não farmacológicos para controle da dor a longo prazo proporciona melhor controle álgico do que a realização isolada de cada um deles.

As intervenções não farmacológicas têm como vantagens: o baixo custo financeiro, por não ser uma abordagem invasiva apresenta pouco ou nenhum efeito colateral, contribuindo para reduzir doses de analgésicos e com isso reduzindo

Iniciais:	Nº Ficha médica:	Entrevista nº:	Data:

Por favor responda cada pergunta, marcando-a:	RESPOSTA	NOTA
1. Você tem ou acha que teria dor com atividades intensas como correr, levantar objetos pesados ou participar de atividades que exigem esforço físico?	( ) Não ( ) Sim	
2. Você tem ou acha que teria dor com atividades moderadas como mudar uma mesa pesada de lugar, usar um aspirador de pó, fazer caminhadas ou jogar bola?	( ) Não ( ) Sim	
3. Você tem ou acha que teria dor quando levanta ou carrega sacola de compras?	( ) Não ( ) Sim	
4. Você tem ou acha que teria dor se subisse um andar de escadas?	( ) Não ( ) Sim	
5. Você tem ou teria dor se subisse apenas alguns degraus de uma escada?	( ) Não ( ) Sim	
6. Você tem ou teria dor quando anda mais de um quarteirão?	( ) Não ( ) Sim	
7. Você tem ou teria dor quando anda um quarteirão ou menos?	( ) Não ( ) Sim	
8. Você tem ou teria dor quando toma banho ou se veste?	( ) Não ( ) Sim	
9. Você já deixou de trabalhar ou fazer atividades por causa da dor?	( ) Não ( ) Sim	
10. Você já deixou de fazer algo que você gosta por causa da dor?	( ) Não ( ) Sim	
11. Você tem diminuído o tipo de trabalho ou outras atividades que faz devido à dor?	( ) Não ( ) Sim	
12. O trabalho ou suas atividades já exigiram muito esforço por causa da dor?	( ) Não ( ) Sim	
13. Você tem problemas para dormir devido à dor?	( ) Não ( ) Sim	
14. A dor impede que você participe de atividades religiosas?	( ) Não ( ) Sim	
15. A dor impede que você participe de qualquer outra atividade social ou recreativa (além dos serviços religiosos)?	( ) Não ( ) Sim	
16. A dor te impede ou impederia de viajar ou usar transportes comuns?	( ) Não ( ) Sim	
17. A dor faz você sentir fadiga ou cansaço?	( ) Não ( ) Sim	
18. Você depende de alguém para te ajudar por causa da dor?	( ) Não ( ) Sim	
19. Na escala de 0 a 10, com zero significando sem dor e 10 significando a pior dor que você possa imaginar, como está a sua dor dor hoje?	0 1 2 3 4 5 6 7 8 9 10	
20. Nos últimos sete dias, numa escala de zero a dez, com zero significando dor nenhuma e dez significando a pior dor que você consegue imaginar. Indique o quanto em média sua dor tem sido severa?	0 1 2 3 4 5 6 7 8 9 10	
21. Você tem dor que nunca some por completo?	( ) Não ( ) Sim	
22. Você tem dor todo dia?	( ) Não ( ) Sim	
23. Você tem dor várias vezes por semana?	( ) Não ( ) Sim	
24. Durante os últimos sete dias, a dor fez você se sentir triste ou depressivo?	( ) Não ( ) Sim	

PONTUAÇÃO Dê um ponto para cada 'Sim' e somar as respostas numéricas

PONTUAÇÃO TOTAL (0 - 42) _____ Pontuação ajustada (Pontuação Total x 2.38) (0-100)

Questionário McGill de Dor (MPQ)

Questionário para Dor de McGill-Melzack

Nome do Paciente _____ Idade _____
Registro Nº _____ Data _____
Especialidade Clínica (ex; cardíaco, neurológico) _____
Diagnóstico _____

Analgésico (caso esteja usando):
1. Nome _____
2. Dosagem _____
3. Há quanto tempo foi administrado em relação a esse teste

Nível intelectual do paciente:
circule o número que melhor represente a estimativa.

○ 1 (baixo)   ○ 2   ○ 3   ○ 4   ○ 5 (alto)

Esse questionário foi formulado para nos informar mais sobre a sua dor. As quatro questões principais que faremos são:

1. Onde está sua dor? _____
2. Como ela é? _____
3. Ela mudou com o passar do tempo? _____
4. Qual é a sua intensidade? _____

É importante que você nos informe como a sua dor está no momento. Por favor, siga as instruções no início de cada parte.

Parte 1. Onde é a sua dor?

Por favor, marque na figura abaixo a área onde você sente a dor.
Coloque "E", caso seja uma dor externa ou "I", caso seja uma dor interna.
Coloque "EI" caso a dor seja tanto externa quanto interna.

Parte 2. Como é a sua dor?

Algumas das palavras abaixo descrevem a sua dor atual. Circule SOMENTE aquelas palavras que melhor a descrevem. Ignore qualquer categoria na qual não seja aplicável. Utilize somente uma única palavra em cada uma das categorias – a que se aplica melhor.

1	6	11	16
Vibração	Fisgada	Cansativa	Chata
Tremor	Puxão	Exaustiva	Que incomoda
Pulsante	Em torção		Desgastante
Latejante			Intensa
Como batida			Insuportável
Como pancada			

2	7	12	17
Pontada	Calor	Enjoada	Espalha
Choque	Queimação	Sufocante	Irradia
Tiro	Fervente		Penetra
	Em brasa		Atravessa

3	8	13	18
Agulhada	Formigamento	Amendratadora	Aperta
Perfurante	Coceira	Apavorante	Adormece
Facada	Ardor	Aterrorizante	Repuxa
Punhalada	Ferroada		Espreme
Em lança			Rasga

4	9	14	19
Fina	Mal localizada	Castigante	Fria
Cortante	Dolorida	Atormenta	Gelada
Estraçalhada	Machucada	Cruel	Congelante
	Doida	Maldita	
	Pesada	Mortal	

5	10	15	20
Beliscão	Sensível	Miserável	Aborrecida
Aperto	Esticada	Enlouquecedora	Dá náusea
Mordida	Esfolante		Agonizante
Cólica	Rachando		Pavorosa
Esmagamento			Torturante

Parte 3. A dor com o passar do tempo?

1. Qual(is) palavra(s) você utilizaria para descrever o padrão da sua dor?

1	2	3
Contínua	Rítmica	Breve
Estável	Periódica	Momentânea
Constante	Intermitente	Transitória

2. Que tipo de coisas promove o *alívio* da sua dor?
3. Que tipo de coisas *aumenta* a sua dor?

Parte 4. Qual é a intensidade da sua dor?

Sugerimos que as cinco palavras seguintes representam a intensidade crescente da dor. Elas são:

1	2	3	4	5
Leve	Desconfortável	Agonizante	Horrível	Lacerante

Para responder cada questão abaixo, escreva o número da palavra mais apropriada no espaço ao lado da pergunta

1. Qual palavra descreve sua dor no momento?
2. Qual palavra descreve sua dor mais intensa?
3. Qual palavra descreve o seu último episódio de dor?
4. Qual palavra descreve a pior dor de dente que você já teve?
5. Qual palavra descreve a pior dor de cabeça que você já teve?
6. Qual palavra descreve a pior dor de estômago que você já teve?

Figura 12.3. Questionário McGill de dor (MPQ).

Expressões faciais

Caretas
Olhar triste
Cara amarrada
Olhar de reprovação
Mudança nos olhos (olhos meio fechados; olhar sem vida; brilhantes. movimentos dos olhos aumentados)
Carrancudo
Expressão de dor
Cara de bravo
Dentes cerrados
Estremecimento
Boca aberta
Enrrugando a testa
Torcendo o nariz

Social / Personalidade / Humor

Agressão física (ex: empurrando pessoas e/ou objetos, arranhando outros, batendo, atacando, chutando)
Agressão verbal
Não quer ser tocado
Não permitindo pessoas perto
Zangado / furioso
Atirando coisas
Aumento da confusão mental
Ansioso
Preocupado / tenso
Agitado
Mal-humorado / irritado
Frustrado

Atividade / Movimento corporal

Irrequieto
Afastando-se
Hesitante
Impaciente
Andando de lá pra cá
Perambulando
Tentando ir embora
Recusando-se a se mover
Movendo-se violentamente

Atividade / Movimento corporal

Atividade diminuída
Recusando medicações
Movendo-se lentamente
Comportamento impulsivo (ex: movimentos repetitivos)
Não cooperativo / resistente a cuidados
Protegendo área dolorida
Tocando / segurando área dolorosa
Mancando
Punho cerrados
Ficar na posição fetal
Duro/ rígido

Outros*

Pálido
Ruborizado
Olhos lacrimejantes
Suando
Sacudindo / tremendo
Frio e pegajoso
Mudanças no sono
Sono diminuído
Sono aumentado durante o dia
Mudanças no apetite
Apetite diminuído
Apetite aumentado
Gritando / berrando
Chamando (ex: por ajuda)
Chorando
Um som ou vocalização específico
Para dor "ai /ui"
Gemendo e suspirando
Murmurando
Resmugando

efeitos colaterais. No Quadro 12.2 algumas medidas não farmacológicas podem ser implementadas para auxiliar no controle da dor:

- Posicionamento no Leito
- Diminuir a luz do ambiente
- Desligar a TV
- Atentar-se para troca de curativo
- Musicoterapia
- Yoga
- Exercícios físicos
- Massagem
- Meditação
- Reabilitação fisioterapêutica
- Hidroterapia
- Auto gerenciamento da dor
- Acupuntura
- Arteterapia
- Atividades sociais e de lazer
- Aromaterapia

PONTOS CHAVES

- A dor no paciente idoso é uma queixa frequente para procura aos serviços de saúde
- Existem escalas específicas para avaliar a dor nesta população
- O monitoramento e registro adequado da dor são balizadores para nortear condutas
- A dor como 5° sinal vital deve estar presente nos protocolos institucionais dos serviços de saúde
- Medidas não farmacológicas são grandes aliadas para reduzir doses analgésicas

Referências bibliográficas

1. Kshesek GB, Souza LGH, Leandro LA. Prevalência de dor crônica em idosos: revisão integrativa da literatura. Brazilian Journal of Health Review, 2021
2. Raja SN, Carr DB, Cohen M, Finnerup NB, Flor H, Gibson S, et al. The revised International Association for the Study of Pain definition of pain: concepts, challenges, and compromises. Pain. 2020;23. doi: 10.1097/j.pain.0000000000001939. Online ahead of print. https://doi.org/10.1097/j.pain.0000000000001939
3. https://sbed.org.br/wp-content/uploads/2020/08/Defini%C3%A7%C3%A3o- revi-sada-de--dor_3.pdf https://sbed.org.br/wp-content/uploads/2020/08/Defini%C3%A7%C3%A3o- revi--sada-de-dor_3.pdf
4. Jornal Dor (Publicação da Sociedade Brasileira para o Estudo da Dor - Ano XVIII - 2° Trimestre de 2020 - edição 74, 11-8.
5. Barcelos DK, Thé KB. Dor Quinto Sinal Vital: abordagem prática no idoso. Comissão de dor SBGG, 2018.
6. Parecer COREN – SP 024/2013. Competências para a aplicação e avaliação de escalas de dor
7. 5º Sinal Vital – SBED [Internet] . Disponível em: https://sbed.org.br/5o- sinal-vital/

8. Barcellos DK, Santos FC, Barros BF, et al. DOR : O QUINTO SINAL VITAL Comissão de Dor. Sbgg 2018.
9. Galicia-castillo AMC, Weiner DK. Treatment of chronic non-cancer pain in older adults. 2021.
10. Diniz, L. R., Gomes, D. C. D. A., Kitner, D., Figueiredo, E. A. P., Peixoto, I. R., Guedes, M. M. V., & Peixoto, R. I. (2021). Geriatria. Medbook.

13 Oncogeriatria

Lucíola Pontes Leite de Barros

INTRODUÇÃO

O envelhecimento é um fenômeno universal, ocorrendo de forma mais marcada em países em desenvolvimento. No ano 2025, o Brasil contará com a sexta população de idosos do mundo em termos absolutos.[1]

Este novo cenário epidemiológico traz modificações no perfil de adoecimento populacional. À medida que a população envelhece, maior é a prevalência de doenças crônico-degenerativas, dentre elas as neoplasias malignas. A idade é um importante fator de risco relacionado ao desenvolvimento de tumores. São muitas as teorias para justificar tal fato: acúmulo de mutações, maior tempo de exposição a fatores de risco ambientais, senescência celular, encurtamento dos telômeros, dentre outras.[2]

Amplas evidências apontam que, com o envelhecimento, o sistema imunológico não somente se torna menos potente, mas também desregulado, inclusive nas funções dependentes de apoptose, que favorecerem a proliferação de células tumorais. Ocorrem ainda, reduções na produção de linfócitos T e diminuição da eficiência da resposta de linfócitos B, levando ao acúmulo de grande número de células malignas e o aumento da resposta inflamatória. Além disso, existem evidências de que no envelhecimento a apoptose esteja desregulada. Sendo assim, com a diminuição da imunidade mediada por células, ocorre a redução da hipersensibilidade tardia, que compromete a vigilância imunológica para o câncer.[3]

Indivíduos com 65 anos de idade ou mais têm um risco 11 vezes maior de incidência de câncer e 16 vezes maior de mortalidade relacionada ao câncer, quando comparados com a população mais jovem.[4]

No Brasil, segundo dados do Instituto Nacional do Câncer (INCA), aproximadamente 50% de todos os cânceres e 70% das mortes por câncer ocorrem em pessoas com mais de 65 anos, e espera-se que esses percentuais aumentem ainda mais.[5,6]

O PAPEL DA AVALIAÇÃO GERIÁTRICA NAS DECISÕES RELACIONADAS AO TRATAMENTO

Com o envelhecimento populacional surge também a demanda de capacitação para o cuidado desses pacientes. A oncogeriatria surge, então, como uma área de interesse voltada para o cuidado multidisciplinar do idoso com câncer. Seus principais objetivos incluem estudar o comportamento das neoplasias na população idosa, integrar a avaliação geriátrica na rotina dos profissionais envolvidos na tomada de decisões diagnósticas e terapêuticas e monitorar/minimizar possíveis efeitos secundários ao tratamento oncológico, garantindo assim a todo idoso com câncer um plano de cuidados baseado em sua funcionalidade e não apenas em sua idade cronológica[7].

Na oncologia, tradicionalmente se utiliza a escala de desempenho de Karnosfky Performance Status (KPS), que varia de 0 a 100, e a medida do ECOG (Eastern Cooperative Oncology Group), com variação de 0 a 5, como avaliação do estado funcional de um indivíduo, muitas vezes utilizadas como auxílio para avaliar se um paciente é passível de tratamento quimioterápico[8]. Contudo, na população idosa com câncer sabe-se que determinação funcional através do ECOG/KPS não é suficiente. Nesse contexto, a avaliação multidimensional da pessoa idosa (AMPI) é um instrumento primordial capaz de predizer a idade funcional de um idoso com câncer, através da avaliação de comorbidades, estratificação de estado nutricional, existência de polifarmácia, avaliação psicológica e cognitiva, consideração em relação a aspectos sociais e econômicos, e caracterização de síndromes geriátricas[9,10]. A AMPI é hoje o principal instrumento para avaliar de forma adequada o paciente idoso com diagnóstico de câncer, estando seus achados diretamente relacionados à capacidade de receber o tratamento oncológico planejado.

O estudo Intergerate, um estudo randomizado, que avaliou o impacto da avaliação e intervenção geriátrica durante o tratamento de idosos com mais de 70 anos que iriam iniciar tratamento oncológico demonstrou que aquele indivíduos que receberam o acompanhamento de um time de oncogeriatria tiveram melhora do qualidade de vida ao longo do seguimento, juntamente com redução significativa do número de internação não planejadas e toxicidade relacionada ao tratamento[11]. Com base nesses dados e de outros estudos como GAP 70+ e GAIN[12,13], a Sociedade Americana de Oncologia Clínica (ASCO) e Sociedade Internacional de Oncogeriatria (SIOG) recomendam como nível de evidência 1 a realização de AMPI para todo indivíduo com mais d 65 anos que será submetido à tratamento oncológico[14,15].

ESPECIFICIDADADE DA AMPI NO PACIENTE ONCOLÓGICO

No contexto da oncogeriatria, a AMPI visa sensibilizar a percepção do time de saúde para determinar a probabilidade do idoso de receber determinado tratamento, bem como estabelecer suas necessidades e os cuidados e planejar o acompanhamento a longo prazo, com a instituição de medidas que promovam bem estar, independência e autonomia. Através da AMPI, busca-se detectar problemas subdiagnosticados que possam interferir na segurança e na eficácia dos tratamentos oncológicos específicos. Ao final dessa avaliação, deve ser possível estratificar os pacientes em três grupos: idosos robustos, aqueles funcionalmente independentes e sem comorbidades importantes; idosos vulneráveis, que abrange indivíduos com algum grau de dependência e/ou algumas comorbidades; e o terceiro, com pacientes com dependência e comorbidades importantes, idosos frágeis. Essa divisão implica tolerância diferente e necessidades individualizadas.

Como dito anteriormente, diversos estudos randomizados demonstram o impacto na AMPI na jornada do idoso com câncer, proporcionando melhora da qualidade de vida e desfechos importantes como redução de toxicidade ao tratamento quimioterápico, menor utilização não planejada do sistema de saúde e maior satisfação global com o tratamento[11,12,13].

A grande barreira da incorporação da avaliação geriátrica na prática diária de um centro de oncologia consiste no tempo longo necessário para sua aplicação e na necessidade de um profissional especializado para tal. Assim, a ASCO em atualização recente de suas diretrizes de AMPI em oncologia propõe a realização de uma avaliação prática, que permita a identificação de domínios prioritários relacionados aos principais desfechos desfavoráveis, como avaliação da função física e cognitiva, saúde emocional, comorbidades, polifarmácia, nutrição e suporte social[15].

Nesta proposta, como demonstrado na Tabela 13.1[15], a avalição dos diferentes domínios da AMPI é realizada a partir de algumas perguntas de triagem e, se positivo, uma escala apropriada deve ser realizada, quer seja pelo oncologista, geriatra ou o membro do time de saúde responsável por aquela especialidade. Por exemplo: na avaliação de um senhor de 70 anos que iniciar quimioterapia adjuvante para neoplasia de cólon, o oncologista deve acessar a mobilidade desse paciente e perguntar se houve 1 ou mais quedas nos últimos 6 meses. Se a resposta for positiva, esse paciente necessariamente deverá ser avaliado com alguma escala específica como velocidade de marcha, porém esse teste não necessita ser feito pelo seu médico, uma vez que provavelmente o fisioterapeuta do time de saúde já se responsabilizará por tal avaliação. A avaliação geriátrica prática no cenário da oncologia enfatiza a necessidade do trabalho inter e transdisciplinar do time de saúde, sempre com o paciente no centro do cuidado.

Tabela 13.1. Recomendações para avaliação geriátrica prática

Domínio	Medida de avaliação	Abordagem	Recomendação
Função física/ Performance	Queda	1 ou mais quedas nos últimos 6 meses?	Se ≥ 1 queda ou alguma limitação para caminhar ou subir escada, avaliação e intervenção de fisioterapia
	Desempenho físico	É capaz de caminhar 1 quarteirão ou subir um lance de escadas?	
Nutrição	Pergunta única do questionário G8 ou MAN (mini-avaliação nutricional)	Apresentou perda de peso nos últimos 3 meses?	Se perda ≥ 3kg, aprofundar avaliação e intervenção nutricional
Suporte social	Escala de apoio social (MOS)	Você reside sozinho? Há alguém que lhe auxilie no cuidado?	Garantir referenciamento ao serviço social quando necessário
Psicológico	Escala de depressão geriátria abreviada	Avaliar os 5 itens iniciais e somar o escore	Se escore ≥ 2, prover avaliação adicional e acompanhamento com psicólogo/psiquiatra
Comorbidades	Updated Charlson	Atenção se ≥ 3 condicões mórbidas ou algumas delas com maior gravidade	Estabelecer sistema de monitoramento de efeitos colaterais e adesão por times de navegação; avaliar criticamente esquemas terapêuticos escolhendo melhor perfil de toxicidade para cada situação Avaliar adequação das medicações em uso e desprescrição com time de farmácia clínica
	Questionar sobre déficit auditivo e visual	Alertar para déficits moderados a graves	
	Polifarmácia	Atentar para número e classe de drogas	
Cognição	10-CS	Se ≤ 7, alertar para declínico cognitivo possível ou provável	Referenciar para avaliação e acompanhamento neurológico Estabelecer sistema de monitoramento de efeitos colaterais e adesão por times de navegação Reforçar orientações ao cuidador
Toxicidade à quimioterapia	Aplicação de escores como CARG ou CRASH	Alertar se risco intermediário ou alto	Buscar na literatura esquemas adaptados; redução 20% de dose com posterior escalonamento se tolerado; uso de fatores estimuladores de colônias

Adaptado de Willians GR et al. Practical Assessment and management of vulnerabilities in older patients receiveing systemic cancer therapy: ASCO guideline questions and answers. JCO Oncol Pract 2023; 19:718-72315

COMPLICAÇÕES DO TRATAMENTO ONCOLÓGICO NA PESSOA IDOSA

Grande parte dos idosos diagnosticados com câncer necessitará receber quimioterapia, seja com intuito curativo ou paliativo. Atualmente, outras classes de medicações estão envolvidas no arsenal terapêutico como imunoterapia, terapia alvo e anticorpos conjugados à droga.

A senescência implica mudanças na fisiologia do indivíduo que alteram a farmacodinâmica e farmacocinética dos quimioterápicos (Tabela 13.2), sendo o grande desafio da equipe multiprofissional avaliar o risco individual relacionado ao tratamento oncológico e mitigar danos.

Tabela 13.2. Mudanças na fisiologia do idoso relacionadas à senescência

- Alteração da distribuição
- Diminuição da água corpórea
- Diminuição da Albumina
- Anemia
- Diminuição da taxa de filtração glomerular
- Maior susceptibilidade a mielotoxicidade
- Maior risco de hepatotoxicidade associada polifarmácia
- Maior susceptibilidade dos tecidos à toxicidade

Adaptado de Balducci L, Extermann M. Management of Cancer in the Older Person: A Practical Approach The Oncologist 2000;5:224-237[16].

Ainda, estudos descrevem perda funcional durante o curso de quimioterapia, incluindo declínio cognitivo, desnutrição e perda de autonomia, sendo necessário seguimento conjunto por equipe multiprofissional durante todo o tratamento e não apenas na avaliação inicial[6,16].

Após a AMPI, caso o idoso seja considerado saudável, as recomendações de tratamento devem seguir aquelas indicadas pelos consensos para cada tipo específico de neoplasia voltados para a população geral. O mesmo é válido para idosos vulneráveis, desde que os itens identificados sob alerta sejam passíveis de intervenção.

Já o idoso frágil requer uma adaptação em seu plano terapêutico, incluindo redução de doses, adequação de periodicidade dos esquemas, adaptação para tratamentos em monoterapia e eventualmente não indicação de quimioterapia. Atualmente, uma das prioridades da SIOG é garantir a inclusão de idosos com múltiplas comorbidades e declínio funcional em ensaios clínicos para que se possam delinear estratégias seguras de tratamento para essa população.

Uma ferramenta fundamental na avaliação de um idoso candidato à terapia mielotóxica consiste no escore de predição de toxicidade à quimioterapia. Baseados em itens da AMPI, índices laboratoriais e aspectos clínicos relacionados ao paciente e ao tumor, essas escalas estratificam o risco do paciente desenvolver toxicidade hematológica e não hematológica durante o curso da quimioterapia. As mais utilizadas incluem o *CRASH score*[17] e o modelo preditivo de Hurria ou CARG escore[4,18], este último com adaptação transcultural para o português (Tabela 13.3). É importante ressaltar que essas ferramentas possuem maior sensibilidade para detectar risco de toxicidade do que métodos tradicionais como a percepção do oncologista avaliada através do escore de KPS.

A Tabela 13.4 resume os principais efeitos colaterais decorrentes do tratamento oncológico em idosos. Atenção especial deve ser dado à neuropatia periférica, que se não identificada e tratada precocemente pode agravar risco de quedas e fraturas.

Tabela 13.3. Modelo preditivo de Hurria ou escore de CARG

Fator de risco	Pontuação
Idade ≥ 72 anos	2
Tipo de câncer: GI ou GU*	2
Dose da quimioterapia: dose padrão	2
Número de medicamentos quimioterápicos: poliquimioterapia	2
Hemoglobina < 11g/dL (homens), < 10g/dL (mulheres)	3
Clearance de Creatinina < 34mL/min**	3
Audição limítrofe ou déficit auditivo grave	2
01 ou mais quedas nos últimos 06 meses	3
AIVD*** - Tomar medicações: com ajuda parcial/não consegue	1
MOS**** - Caminhar 1 quarteirão: com limitação moderada ou acentuada	2
MOS**** - Diminuição das atividades sociais, pelo menos em algumas ocasiões, devido à limitação física e/ou emocional	1
	TOTAL

*GI: gastrointestinal GU: genito-urinário; **Fórmula de Jelliffe; ***AIVD: Atividades instrumentais de vida diária; ****MOS: Medical Outcomes Study*

Classificação do risco	Toxicidade
Pontuação	%
0-5 (baixa)	30
6-9 (média)	52
9-19 (alta)	83

Adaptado de Pontes LB, Chinaglia L, Karnakis T e col. Quimioterapia em idosos: tradução do escore de toxicidade de Hurria para o português. Geriat Gerontol Aging 2017; 11(2):76-9.

Tabela 13.4. Principais efeitos colaterais do tratamento oncológico em idosos

Mielossupressão
- Neutropenia
- Trombocitopenia
- Anemia

Mucosite
- Orofaríngea - Esofagite
- Enterocolite

Cardiotoxicidade

Neuropatia periférica

Neurotoxicidade central
 Declínio cognitivo
 Delirium
 Toxicidade cerebelar

Adaptado de Management of Cancer in the Older Person: A Practical Approach, Lodovico Balducci and Martine Extermann The Oncologist 2000, 5:224-237[16]

É importante ressaltar que, ainda que estudos demonstrem uma maior toxicidade dos tratamentos nessa população, como em análise recente do subgrupo de idosas com câncer mama metastático recebendo a medicação trastuzumab-deruxtecan, um anticorpo conjugado à droga[18], a eficácia dos tratamentos em termos de sobrevida livre de progressão, taxa de resposta e sobrevida global é a mesma em relação à indivíduos mais jovens, reafirmando que o paciente idoso só não se beneficiará das medicações disponíveis se não fizer uso delas, cabendo ao time de saúde planejar a jornada de seu tratamento com segurança e atenção.

CONCLUSÕES

1. Envelhecimento / câncer: aproximadamente 50% de todos os cânceres e 70% das mortes por câncer ocorrem em pessoas com mais de 65 anos.
2. A oncogeriatria consiste no cuidado integral ao idoso com câncer, buscando a capacitação do time multidisciplinar para esse cuidado, a adequação das propostas terapêuticas à necessidade de cada indivíduo e no planejamento da jornada oncológica, afim de diminuir riscos e potencializar os desfechos dos tratamentos.
3. A avaliação multidimensional da pessoa idosa (AMPI) é a principal ferramenta norteadora do plano terapêutico individualizado.
4. A AMPI deve ser realizada em todos os pacientes com mais de 65 anos que irão iniciar tratamento oncológico
5. Os riscos de toxicidade aos tratamentos devem ser estimados e os efeitos colaterais monitorados, mas via de regra o paciente idoso não deve deixar de receber intervenções com base em sua idade cronológica.

Referências

1. Kalache A, Veras RP, Ramos LR. O envelhecimento da população mundial: um desafio novo. Revista de Saúde Pública [online]. 1987;21(3):200-210. Disponível em: doi.org/10.1590/S0034-89101987000300005.
2. Teixeira IN, Guariento ME. Biologia do envelhecimento: teorias, mecanismos e perspectivas [Biology of aging: theories, mechanisms, and perspectives]. Cien Saude Colet. 2010;15(6):2845-57. Disponível em: 10.1590/s1413-81232010000600022.
3. Silva MM, Silva VH. Envelhecimento: importante fator de risco para o câncer [Ageing: major risk factor for cancer]. Arq. med. ABC. 2005;30(1):11-18.
4. Hurria A, Togawa K, Mohile SG, Owusu C, Klepin HD, Gross CP, et al. Predicting chemotherapy toxicity in older adults with cancer: a prospective multicenter study. J Clin Oncol. 2011;29(25):3457-65. Disponível em: doi.org/10.1200/JCO.2011.34.7625
5. Instituto Nacional do Câncer. Estimativa 2020. Disponível em: https://www.inca.gov.br/estimativa/introducao [Acesso em 13 Nov 2021]
6. Lichtman SM. Therapy insight: Therapeutic challenges in the treatment of elderly cancer patients. Nat Clin Pract Oncol. 2006;3(2):86-93. Disponível em: doi.org/10.1038/ncponc0420.
7. Francisco PMSB, Friestino JKO, Ferraz RO, Bacurau AGM, Stopa SR, Filho, DCM. Prevalência de diagnóstico e tipos de câncer em idosos: dados da Pesquisa Nacional de Saúde 2013. Revista Brasileira de Geriatria e Gerontologia [online]. 2020;3(2):e200023. Disponível em: doi.org/10.1590/1981-22562020023.200023.
8. Chemotherapy and Survival Benefit in Elderly Patients With Advanced Non–Small-Cell Lung Cancer. Klepin HD, Geiger AM, Tooze JA, et al. Geriatric assessment predicts survival for older adults receiving induction chemotherapy for acute myelogenous leukemia. Blood. 2013; 121: 4287-4294.
9. Wildiers H, Heeren P, Puts M, Topinkova E, Janssen-Heijnen ML, Extermann M, Falandry C, Artz A, Brain E, Colloca G, Flamaing J, Karnakis T, Kenis C, Audisio RA, Mohile S, Repetto L, Van Leeuwen B, Milisen K, Hurria A. International Society of Geriatric Oncology Consensus on Geriatric Assessment in Older patients with cancer. The J Clin Oncol. 2014 Aug 20;32(24):2595-603.
10. Chiang LY, Liu J, Flood KL, et al: Geriatric assessment as predictors of hospital readmission in older adults with cancer. J Geriatr Oncol 6:254-261, 2015 14
11. Soo WK, King MT, Pope A et al. Integrated geriatric assessment and treatment effectiveness (INTEGERATE) in older people with cancer starting systemic anticâncer treatment in Australia: a multicenter, open-label, randomised controlled trial. Lancet Healthy Longev 2022; 3:e617-27.
12. Mohile SG, Mohamed MR, Xu H et al. Evaluation of geriatric assessment and managment on the toxic effects of cancer treatment (GAP70+): a cluster-randomized study. Lancet 2021; 398:1894-1904.
13. Li D, Sun CL, Kim H et al. Geriatric assessment-driven intervention (GAIN) on chemotherapy-related toxic effects in older adults with cancer. A randomized clinical trial. Jama Oncology 2021; 7(11)e:214158.
14. National Comprehensive Cancer Network. Older Adult Oncology. Version 1.2023. Disponível em NCCN.org.
15. Willians GR, Hopkins JO, Klepin HD et al. Practical Assessment and management of vulnerabilities in older patients receiveing systemic cancer therapy: ASCO guideline questions and answers. JCO Oncol Pract 2023; 19:718-723.
16. Balducci L, Extermann M. Management of Cancer in the Older Person: A Practical Approach. The Oncologist 2000;5:224-237.
17. Extermann M, Boler I, Reich RR et al. Predicting the risk of chemotherapy toxicity in older patients: the chemotherapy risk assessment scale for high-age patients (CRASH) score. Cancer 2012; 118(13):3377-86.

18. Pontes LB, Chinaglia L, Karnakis T e col. Quimioterapia em idosos: tradução do escore de toxicidade de Hurria para o português. Geriat Gerontol Aging 2017; 11(2):76-9.
19. Krop IE, Wildiers H, Hurvitz AS et al. An age-specific pooled analyisis of trastuzumab deruxtecan (T-Dxd) in patients with Her2-positive (Her2+) metastatic breast cancer from Destiny-Breast 01, 02 and 03. JCO Oncology Practice 2023; 19:718-723.

14 O Contexto Social do Cuidado ao Idoso

Evelin Simão Sanches
Fabíola da Silva Ogino

O SENTIDO DA VIDA

Não sei...

Se a vida é curta ou longa demais pra nós, mas sei que nada do que vivemos tem sentido, se não tocamos o coração das pessoas. Muitas vezes basta ser: colo que acolhe, braço que envolve, palavra que conforta, silêncio que respeita, alegria que contagia, lágrima que corre, olhar que acaricia, desejo que sacia, amor que promove. E isso não é coisa de outro mundo, é o que dá sentido à vida. É o que faz com que ela não seja nem curta, nem longa demais, mas que seja intensa, verdadeira, pura...enquanto durar...

(Cora Coralina)

INTRODUÇÃO

Este capítulo tem como objetivo apresentar os aspectos relacionados ao papel do cuidador durante a internação, sobrecarga e estresse do cuidador, avaliação da capacidade para tomada de decisão e violência contra a pessoa Idosa.

Neste sentido, o Conselho Federal de Serviço Social (CFESS), define o Assistente Social como o profissional que atua no âmbito das relações sociais, junto a indivíduos, grupos, famílias, comunidade e movimentos sociais, desenvolvendo ações que fortaleçam sua autonomia, participação e exercício de cidadania, com vistas à mudança nas suas condições de vida.

Os princípios de defesa dos direitos humanos e justiça social são elementos fundamentais para o trabalho social, com vistas à superação da desigualdade social e de situações de violência, opressão, pobreza, fome e desemprego[9].

O PAPEL DO CUIDADOR DURANTE A INTERNAÇÃO

De acordo a Organização Mundial da Saúde (OMS) é provável que em menos de uma década, o número de pessoas com 60 (sessenta) anos ou mais dobrará, o que caracteriza um aumento da longevidade e da expectativa de vida. Com o envelhecimento da população em constante crescimento, faz-se necessária a ampliação de pesquisas e estudos voltados à promoção da saúde da pessoa idosa[1].

O acontecimento de patologias nessa faixa etária da vida é comum devido às alterações psicológicas, bioquímicas e fisiológicas que estão acontecendo no organismo, de forma heterogênea e progressiva, o que muitas vezes culmina em internação hospitalar que traz consigo a necessidade do acompanhamento[1].

Durante a hospitalização de uma pessoa idosa, para a equipe de saúde assistencial é importante que o paciente tenha um acompanhante durante o processo de internação, pois além de favorecer a recuperação da pessoa adoentada, a equipe por sua vez, tem como preparar essa rede de apoio para prestar os cuidados na residência, podendo viabilizar uma desospitalização breve e segura.

A presença do acompanhante durante o processo de hospitalização constitui-se um direito, sendo assegurado no Brasil pela Portaria n. 280/1999, do Ministério da Saúde. Essa ação tem por objetivo reduzir os efeitos negativos do processo de hospitalização, bem como garantir ao cuidador condições mínimas de permanência no ambiente hospitalar, tais como acomodação adequada e fornecimento das refeições básicas[1].

Sobretudo, conforme ressalta o Estatuto da Pessoa Idosa, no capítulo IV, artigo 17 à pessoa idosa que esteja no domínio de suas faculdades mentais é assegurado o direito de optar pelo tratamento de saúde que lhe for mais favorável[2], bem como recusar o acompanhamento familiar.

Nesta conjuntura, o cuidador se torna um agente ativo no processo de cuidado, e simboliza um elo entre o paciente e a equipe de saúde.

No ato do cuidar, destaca-se o papel importante dos familiares, pois serão, na maioria das vezes, os protagonistas do processo de reestabelecimento da saúde da pessoa idosa após a alta hospitalar. Todavia, quando a família não tem disponibilidade de estar junto ao paciente dependente dos serviços de saúde, se pode observar a presença do cuidador formal ou informal[1].

Diante da crescente busca por pessoas para exercer esse papel na ausência da família. A ocupação de cuidador passou integrar a Classificação Brasileira de

Ocupações – CBO sob o código 5162 em 2015, define o cuidador como alguém que cuida a partir dos objetivos estabelecidos por instituições especializadas ou responsáveis diretos, zelando pelo bem-estar, saúde, alimentação, higiene pessoal, educação, cultura, recreação e lazer da pessoa assistida[3].

Na perspectiva mais ampla do cuidado, o papel do cuidador ultrapassa o simples acompanhamento das atividades diárias dos indivíduos, sejam eles saudáveis, enfermos e/ ou acamados, em situação de risco ou fragilidade, seja nos domicílios e/ ou em qualquer tipo de instituições na qual necessite de atenção ou cuidado diário[4].

A função do cuidador é acompanhar e auxiliar a pessoa a idosa, fazendo por ela somente as atividades que ela não consiga fazer sozinha e reforçando a autonomia sempre que possível. Importante se atentar as funções que não fazem parte da rotina do cuidador, técnicas e procedimentos identificados com profissões legalmente estabelecidas, particularmente, na área de Enfermagem[4].

A seguir, algumas tarefas que fazem parte da rotina do cuidador no ambiente hospitalar:

- Atuar como elo entre a pessoa cuidada, a família e a equipe de saúde;
- Escutar, estar atento e ser solidário com a pessoa cuidada;
- Ajudar nos cuidados de higiene;
- Estimular e ajudar na alimentação;
- Ajudar na locomoção;
- Estimular atividades de lazer e ocupacionais conforme orientação;
- Comunicar à equipe de saúde sobre mudanças no estado de saúde da pessoa cuidada;
- Outras situações que se fizerem necessárias para a melhoria da qualidade de vida e recuperação da saúde do paciente.

Conforme cita Karsch em 2003, uma pesquisa realizada na PUC-SP, revelou que na cidade de São Paulo, em 98% dos casos pesquisados, o cuidador era alguém da família, predominantemente do sexo feminino (92,9%). A maior parte eram as esposas (44,1%), seguidas pelas filhas (31,3%), sendo que as noras e as irmãs não foram frequentes. A faixa etária de 59% dos cuidadores estava acima de 50 anos e 41% tinham mais de 60 anos[5].

Está claro que o papel de cuidar dos idosos da família é uma tradição na vida da mulher, em geral assumidos, por esposas, filhas ou noras que residem junto com o paciente, imputando-se assim a responsabilidade do cuidado, o que traz diversas consequências físicas e emocionais quando não há uma rede de apoio para revezamento.

Neste contexto, podemos considerar famílias com poucos membros e sem condições financeiras para arcar com novos gastos, bem como familiares que assumem o cuidado e se responsabilizam a ponto de não permitir o envolvimento de terceiros neste processo. Sendo assim, tendo em vista essa problemática, abordaremos no tópico seguinte questões que permeiam a sobrecarga do cuidado ocasionando assim o estresse do cuidador.

SOBRECARGA E ESTRESSE DO CUIDADOR

O cuidador e a pessoa a ser cuidada podem apresentar sentimentos diversos e contraditórios, tais como: raiva, culpa, medo, angústia, confusão, cansaço, estresse, tristeza, nervosismo, irritação, choro, medo da morte e da invalidez. Esses sentimentos podem aparecer juntos na mesma pessoa, o que é bastante normal nessa situação[4].

Ao assumir o papel de acompanhante, o familiar além de passar a conviver em um ambiente estranho precisa também reorganizar todas as suas atividades anteriores, o que desencadeia uma série de mudanças na sua rotina e implica também na permanência por longos períodos no hospital[6].

É importante compreender as limitações dos cuidados, bem como as reações da pessoa a ser cuidada, considerando os efeitos das medicações, diagnóstico e emocionais que possam impactar no comportamento deste indivíduo.

A atuação da equipe multiprofissional nestes casos é fundamental para munir essa família ou acompanhante de informações sobre o tratamento proposto e seus desdobramentos, alinhando as expectativas com a realidade da recuperação. Portanto, a comunicação clara e objetiva neste cenário é primordial para que a rede de apoio possa compreender os seus limites e assim ofertar o cuidado possível ao paciente.

Durante a internação, sobretudo com a permanência prolongada no hospital, a equipe de saúde precisa se atentar aos sinais de alerta para identificar a sobrecarga do cuidador. Sinais como: irritação, choro excessivo, falta de atenção as orientações, agressividade com os profissionais e com o paciente, falta de revezamento e negligência do autocuidado, esses são alguns sinais de alerta para equipe de saúde intervir acionando profissionais que possam atuar nesta problemática, acolhendo e orientando a família.

O ato de cuidar é complexo, afeta toda a dinâmica familiar. No próximo tópico vamos trazer uma questão importante durante a internação de uma pessoa idosa.

AVALIAÇÃO DE CAPACIDADE PARA TOMADA DE DECISÃO

Essa avaliação é realizada pela equipe médica juntamente com outros membros da equipe que podem contribuir para tal parecer utilizando instrumentos técnicos já desenvolvidos para este fim.

No que se diz respeito a legislação, o capítulo IV, parágrafo único do Estatuto da Pessoa Idosa pontua que: não estando a pessoa idosa em condições de proceder à opção, esta será feita: pelo curador quando a pessoa idosa for interditada; pelos familiares quando a pessoa idosa não tiver curador ou este não puder ser contactado em tempo hábil; pelo médico quando ocorrer iminente risco de vida e não houver tempo hábil para consulta a curador ou familiar; pelo próprio médico quando não houver curador ou familiar conhecido, caso em que deverá comunicar o fato ao Ministério Público[2].

Para deixar o mais claro possível para que serve cada documento legal, a seguir explicaremos os dois mais utilizados.

A procuração é um instrumento formal e legal através do qual uma pessoa autoriza outra a agir em seu nome, ou seja, é uma formalidade jurídica que possibilita a outorga de poderes de uma pessoa (outorgante ou mandante) à outra (outorgado ou mandatário). Por exemplo, a outorga de poderes para o uso de conta bancária, para a realização de matrícula universitária, para a realização de contratos, para se casar, para participação em assembleias condominiais, para tomar posse em cargo público, para solicitar documentos em órgãos públicos[7].

Curatela é o nome que se dá ao processo judicial no qual um juiz, assistido por uma equipe multiprofissional, analisa as necessidades de uma pessoa adulta (com 18 anos ou mais) para o exercício de sua capacidade civil e decide se ela pode ou não praticar atos relacionados ao seu patrimônio e negócios, ou se precisará de apoio para isso, podendo ser pleiteada por pais, tutores, cônjuge ou qualquer parente, pelo Ministério Público (para aquelas com deficiência intelectual ou mental) ou pelo próprio interessado[8].

Podemos considerar neste cenário, diversos fatores que por sua vez possam interferir no processo de recuperação durante a internação hospitalar, o que acarreta uma dificuldade para equipe de saúde ofertar o cuidado técnico necessário.

Sendo assim, o assistente social atua com o objetivo de avaliar a rede de apoio, fortalecer o vínculo para que a família compreenda as orientações, identifica e propõe a reorganização de papeis no contexto em que o paciente está inserido, auxiliando a família na elaboração de estratégias para lidar com as problemáticas inerente ao processo de envelhecimento.

VIOLÊNCIA CONTRA A PESSOA IDOSA

A Organização Mundial da Saúde (OMS), em 2002, no Relatório Mundial sobre Violência e Saúde, definiu a violência como: "Uso intencional da força física ou do poder, real ou em ameaça, contra si próprio, contra outra pessoa, ou contra um grupo ou uma comunidade, que resulte ou tenha grandes possibilidades de resultar em lesão, morte, dano psicológico, deficiência de desenvolvimento ou privação"[10].

A seguir detalharemos os tipos de violências:

- **Violência Autoprovocada / Auto infligida:** suicídio, tentativa de suicídio, autoagressões e automutilações[11].
- **Violência Intrafamiliar:** ocorre entre parceiros íntimos ou membros da mesma família, dentro ou fora de casa[11].
- **Violência extrafamiliar/comunitária:** ocorre em ambientes sociais e que pode ser praticada por conhecidos ou desconhecidos[11].
- **Violência Física:** uso da força física de forma intencional, com objetivo de ferir, lesar, provocar dor e sofrimento, deixando ou não marcas no corpo, como chutes, beliscões, tapas, torções, ferimento por arma de fogo, ferimento por arma branca e etc[11].
- **Violência Institucional:** pode ocorrer em locais de trabalho, instituições de saúde, instituições de longa permanência, entre outros[11].
- **Violência Coletiva:** crimes cometidos por grupos organizados, atos terroristas, crimes de multidões, guerras e aniquilamento de povos e nações[11].
- **Violência Sexual:** toda relação de natureza sexual em que a pessoa é obrigada a submeter-se contra sua vontade[11].
- **Violência Psicológica:** discriminação, humilhação, rejeição, punições, depreciação[11].
- **Negligência/Abandono:** caracteriza-se pela omissão dos cuidados básicos para o desenvolvimento físico, emocional e social de uma pessoa, desconsiderar tratamento médico, vacinas em atraso, falta de alimento, vestimenta inadequada, entre outros[11].
- **Autonegligência:** diz respeito à conduta da pessoa idosa que ameaça sua própria saúde ou segurança, pela recusa de prover cuidados necessários a si mesmos[11].
- **Tráfico de pessoas / Trabalho escravo:** uso da força ou outras formas de coação, para exercer a prostituição ou trabalho sem remuneração, escravo ou de servidão, ou para a remoção e comercialização de seus órgãos e tecidos, com emprego ou não de força física[12].
- **Violência patrimonial/Financeira:** é o ato que implica dano, perda, subtração, ou retenção de objetos, documentos pessoais, bens e valores de uma pessoa. Consiste na exploração imprópria ou ilegal, ou no uso não consentido de seus recursos financeiros e patrimoniais[12].

As diversas formas de violência podem ser fortemente influenciadas por fatores sociais, ambientais, culturais, econômicos e políticos em que a vítima está inserida, estilo de vida e recursos existentes em seu território[11], sendo necessário que todos esses aspectos sejam analisados para que a situação seja superada, e que as articulações com os serviços de proteção sejam eficazes no sentido de suprir ou amenizar a carência de recursos. É importante que todos os profissionais estejam atentos aos sinais ocultos de uma possível situação de violação dos Direitos Humanos, e dessa forma atuar diretamente no combate à violência. A seguir destacaremos alguns sinais de alerta que devem ser observados pelos profissionais de saúde[12]:

- Quedas e lesões frequentes;
- Queimaduras, hematomas, cortes, marcas;
- Desnutrição, desidratação;
- Higiene inadequada;
- Medo, apatia, depressão, agressividade, passividade, ansiedade, mudanças repentinas de humor;
- Abuso de álcool e drogas;
- Roupas inadequadas ao clima;
- Infecções genitais recorrentes, comportamento sexual inadequado;
- Retiradas incomuns de dinheiro, sumiço de joias e bens;

O artigo N°19 do Estatuto da Pessoa Idosa, Lei n° 10.471 de 1 de outubro de 2003, estabelece que:

Os casos de suspeita ou confirmação de violência praticada contra pessoas idosas serão objeto de notificação compulsória pelos serviços de saúde públicos e privados à autoridade sanitária, bem como serão obrigatoriamente comunicados por eles a quaisquer dos seguintes órgãos[2]:

- Autoridade Policial;
- Ministério Público;
- Conselho Municipal da Pessoa Idosa;
- Conselho Estadual da Pessoa Idosa;
- Conselho Nacional da Pessoa Idosa;

VIGILÂNCIA EM SAÚDE

Notificações Compulsórias

Todas as instituições de saúde devem de forma obrigatória notificar os casos suspeitos ou confirmados de violência à Unidade de Vigilância em Saúde- UVIS da sua região, através do preenchimento das fichas de notificação SINAN - Sistema Nacional de Agravos de Notificação[13].

Neste sentido, é fundamental que mediante a suspeita ou confirmação da prática de violência, que seja cumprido o que prevê a legislação vigente, que tem por objetivo a proteção, promoção de saúde, construção, qualificação e divulgação das informações, bem como elaboração de Políticas Públicas[13].

Os profissionais da saúde são pontos chaves nesse processo, já que é na rotina de atendimento e na relação com os pacientes que são possíveis a maioria das intervenções, que podem contribuir tanto para a redução de riscos como para o fortalecimento de condições que possam dificultar a ocorrência da violência[14].

ATUAÇÃO DO SERVIÇO SOCIAL

De acordo com o Ministério dos Direitos Humanos e da Cidadania, no primeiro semestre de 2023 foram registradas pelo disque 100, mais de 50 mil denúncias de violações de direitos contra pessoas idosas, sendo que a maioria delas ocorreram na casa onde residem a vítima e o suspeito[15].

Diante a este cenário, a atuação do Assistente Social frente a suspeita ou confirmação de situações de violência contra a pessoa idosa, se faz através da escuta qualificada, acolhimento, orientações, articulações e encaminhamentos para serviços especializados, avaliação da rede de apoio e notificações aos órgãos de proteção, traçando estratégias de suporte dentro e fora do ambiente hospitalar, extensivo aos familiares e as pessoas que o cercam, evitando assim, a repetição da situação vivenciada, promovendo sua autonomia e emancipação enquanto sujeito de direitos. Tendo em vista que a maioria dos agressores são pessoas próximas e que moram na mesma residência, a vítima muitas vezes sente-se acuada e culpada pela violência sofrida, colocando-se na posição de ser um peso para a família, ou até mesmo por medo de perder definitivamente os vínculos familiares, medo do abandono e da solidão. As Políticas Públicas existentes, tem contribuído positivamente no combate as violações de direitos, contudo ainda existe um longo caminho a ser percorrido. Visando este cenário, é necessário que o acolhimento enquanto Instituição de saúde seja realizado por todos os profissionais envolvidos no cuidado, atuando diretamente no diagnóstico dessas situações, visando o suporte integral e humanizado, esgotando todos os recursos possíveis para proporcionar o resgate da autoestima, qualidade de vida e autonomia da pessoa idosa.

CONCLUSÃO

Partindo do pressuposto que a população idosa tem utilizado os serviços de saúde e com internações mais frequentes, fato que demandará cada vez mais dos profissionais de saúde e dos hospitais. Sendo assim, contar com uma equipe preparada para lidar com as questões que envolvem o envelhecimento, sobretudo que envolvem uma internação, faz total diferença para que os direitos sejam preservados e garantidos.

O profissional da saúde tem um leque de estratégias e possibilidades de intervenções e orientações que podem desenvolver na sua rotina de trabalho, de forma a promover e fortalecer os laços afetivos entre familiares e a comunidade.

Uma hospitalização é para família e principalmente para o paciente um momento delicado, requer manejo dos profissionais, acolhimento, e clareza nas orientações. Diante desta realidade, é fundamental a atuação da equipe multiprofissional, pois cada profissional realizará intervenções pertinentes ao seu saber, o que possibilita que a equipe tenha uma visão integral deste paciente e sua família, podendo intervir nas diversas problemáticas que possam envolver a internação.

O olhar atento, a escuta sensível, a fala que acolhe, são instrumentos valiosos na promoção da dignidade humana, ao passo em que as dores físicas e sociais andam de mãos dadas, e uma não se separa da outra.

Referências bibliográficas

1. Rocha EPG, Xavier DMS, Silva IL, Ferreira J, Sanches LMP. A importância do acompanhante no processo de hospitalização da pessoa idosa: uma revisão sistemática. Universidade Federal de Pernambuco – Centro Acadêmico de Vitória/PE. 2017.
2. Brasil. Ministério da Saúde. Estatuto da Pessoa Idosa. Lei n° 10.471, de 1° de outubro de 2003.
3. Classificação Brasileira de Ocupações: CBO – 2010 – 3a ed. Brasília: MTE, SPPE, 2010.v.3 pg.94.
4. Brasil. Ministério da Saúde. Secretaria de Atenção à Saúde. Secretaria de Gestão do Trabalho e da Educação na Saúde. Guia prático do cuidador / Ministério da Saúde, Secretaria de Atenção à Saúde, Secretaria de Gestão do Trabalho e da Educação na Saúde. – Brasília: Ministério da Saúde, 2008.
5. Bersinz MAVS. Envelhecimento populacional: uma conquista para ser celebrada. In: Revista Serviço Social e Sociedade, Velhice e Envelhecimento. Ano XXIV n° 75, Editora Cortez, 2003.
6. Pinho C, Carla L, Espírito Santo FH, Oliveira Aquino AC. As reações do familiar acompanhante de idosos hospitalizados frente às situações de estresse. Revista de Pesquisa Cuidado é Fundamental Online, vol. 7, núm. 3, julio-septiembre, 2015, pp. 2961-2973 Universidade Federal do Estado do Rio de Janeiro Rio de Janeiro, Brasil.
7. Nogueira SB. Universidade Federal de Minas Gerais Pró-Reitoria de Recursos Humanos Departamento de Administração de Pessoal, 2017. Disponível em 28/10/2023:https://www.ufmg.br/prorh/wp-content/uploads/2021/10/Informativo-DAP-01-Procuracao-particular-e-Publica--v03.pdf
8. Conselho Nacional do Ministério Público. Tomada de decisão apoiada e curatela: medidas de apoio previstas na Lei Brasileira de Inclusão da Pessoa com Deficiência/ Conselho Nacional do Ministério Público. – Brasília: CNMP, 2016.
9. Proposta do Conselho Federal de Serviço Social do Brasil (CFESS) para Definição de Serviço Social, 2010. Disponível em: <https://www.cfess.org.br/arquivos/definicao_ss_fits_SITE_por.pdf>
10. Organização Mundial da Saúde. OMS. Relatório Mundial sobre Violência e Saúde. Genebra; 2002.
11. Linha de Cuidado para Atenção Integral à Saúde da Pessoa em Situação de Violência. Coordenação da Atenção Básica. Secretaria Municipal da Saúde. Prefeitura de São Paulo,2015. Disponível em: <https://https://www.prefeitura.sp.gov.br/cidade/secretarias/upload/saude/baixacartilhaviolencia(1).pdf> _
12. Ministério da Saúde. Guia de Vigilância em Saúde, 2019. Disponível em: https://bvsms.saude.gov.br/bvs/publicacoes/guia_vigilancia_saude_3ed.pdf

13. Sinan Violências. Instrutivo complementar para o Município de São Paulo, 2019. Disponível em: <https://https://www.prefeitura.sp.gov.br/cidade/secretarias/upload/saude/instrutivo_sinan_violencia_2019.pdf>
14. Ferreira, FR. A Prevenção da Violência e Promoção da Cultura de Paz: O Papel da Saúde Pública. [dissertação]. São Paulo: Fundação Getúlio Vargas; 2012.
15. Ministério dos Direitos Humanos e da Cidadania, 2022. Disponível em:<https://www.gov.br/mdh/pt-br/ondh/painel-de-dados>

15 Desospitalização

Daniel Apolinário

Os idosos apresentam maior tempo médio de permanência no hospital em comparação aos adultos jovens. Esse fenômeno pode ser atribuído à recuperação mais lenta frente aos processos de agudização e à maior taxa de complicações secundárias como delirium, broncoaspiração, lesão por pressão e reação adversa a medicamentos. Além de representar um desfecho indesejável do ponto de vista clínico, a permanência prolongada dos idosos tem um forte impacto nos aspectos financeiros e de gestão de leitos.

Entre as medidas que podem ser tomadas para garantir que o idoso frágil permaneça hospitalizado pelo menor tempo possível, destacam-se a prevenção das complicações secundárias evitáveis e as estratégias de reabilitação precoce. No entanto, além dessas medidas que visam qualificar o atendimento clínico, é necessário desenvolver estratégias de desospitalização em um sistema eficiente de gestão de alta.

Uma das estratégias utilizadas para otimizar a gestão de alta, é a criação de um núcleo de gestão de alta. Esse grupo deve contar com a participação de um assistente social, médico, enfermeiro e um profissional do núcleo interno de regulação de leitos.

Como atividade inicial, é necessário um estudo dos casos de longa permanência da instituição (a instituição, deve estabelecer, a partir de quanto tempo o paciente deverá ser considerado como longa permanência – em geral pacientes com mais de duas semanas) e quais as dificuldades de desospitalização que foram identificadas.

Em grande parte das internações com mais de duas semanas é possível identificar pelo menos um dos seguintes problemas:

- Ocorrência de complicações secundárias evitáveis.

- Vulnerabilidades no suporte social.
- Falhas na organização dos processos assistenciais do hospital.
- Carência de recursos de desospitalização na Rede de Atenção à Saúde.

No início das atividades, sugerimos que as ações prioritárias sejam voltadas para a correção das falhas de organização dos processos assistenciais. Como exemplo de situações comuns nesse aspecto, podemos citar:

- Falta de continuidade na assistência médica, gerando situações em que o paciente não teve alta simplesmente porque não foi adequadamente reavaliado.
- Pacientes aguardando exames, avaliações ou cirurgias por tempo prolongado.
- Falta de protocolos clínicos eficientes (ex.: transição precoce para antibioticoterapia oral);
- Lideranças assistenciais que não estimulam as equipes para um atendimento ágil e resolutivo.

Uma vez que o grupo de gestão de alta tenha atacado os problemas mais básicos e graves nos processos assistenciais implicados no tempo de permanência, inicia-se uma segunda etapa com o objetivo de buscar um refinamento das ações de planejamento da alta.

IDENTIFICAÇÃO DOS IDOSOS EM RISCO DE PERMANÊNCIA PROLONGADA

Entre as etapas fundamentais para uma gestão efetiva de alta está a identificação dos idosos com maior risco de permanência prolongada, que deve ser realizada ainda nos primeiros dias de internação. Para essa finalidade não existem escalas de uso universal. Cada hospital deve desenvolver o seu instrumento de rastreio com base em uma lista de condições facilmente identificáveis. As situações bem documentadas na literatura como indicativas de maior risco de longa permanência estão listadas na Tabela 15.1.

Tabela 15.1. Situações de maior risco de longa permanência

- *Delirium*
- Imobilidade
- Polifarmácia excessiva (uso de 10 ou mais medicações)
- Declínio funcional associado à hospitalização (o paciente sairá do hospital com um nível de dependência maior do que o que possuía previamente)
- Diagnóstico que determina declínio funcional (ex.: acidente cerebral vascular extenso, traumatismo cranioencefálico grave, polineuropatia do paciente crítico, fratura de quadril não operada nas primeiras 48 horas)
- O paciente vivia sozinho antes da hospitalização

Pacientes idosos que possuem uma dessas características devem ser sinalizados para o núcleo de gestão de alta, monitorados com mais atenção e incluídos em processos intensivos de planejamento de alta.

PLANO DE ALTA

O plano de alta é um processo multidisciplinar que envolve ações de comunicação e de coordenação entre as equipes assistenciais, a família e o paciente. Os principais objetivos do plano de alta são: reduzir o tempo de permanência no hospital ao mínimo necessário, encaminhar o paciente ao destino mais adequado e realizar a transição de forma suave e segura.

O plano de alta não deve ser tratado como um conceito abstrato, mas como uma atividade concreta que tem responsáveis, roteiros e objetivos claros.

É necessário que os profissionais envolvidos tenham funções definidas e trabalhem em um processo estruturado. Alguns pontos obrigatórios podem ser utilizados como roteiro em uma lista de checagem para a elaboração do plano de alta:

- **Previsão de alta.** Nos primeiros momentos do atendimento pode ser difícil estimar a data da alta, mas é razoável exigir da equipe médica uma previsão a partir do terceiro dia de internação. Essa informação deve ser vista de forma dinâmica e atualizada diariamente.
- **O paciente pode retornar ao local em que vivia?** Tendo em mente o provável estado funcional no momento da alta, é preciso verificar se a demanda de cuidados prevista está compatível com o ambiente em que o paciente vivia. Caso alguma incompatibilidade seja identificada, é necessário iniciar a procura pelos recursos necessários.
- **Equipamentos e recursos especiais.** Antecipar as necessidades de equipamentos como andadores, cadeiras de rodas, fonte de oxigênio, monitor de pressão arterial e glucosímetro, assim como quem irá providenciá-los.
- **Plano de educação.** Verificar o conhecimento do cuidador em relação às necessidades para o período pós-alta, como técnicas de auxílio para transferência, reposicionamento, troca de curativos, injeções e manejo do regime medicamentoso. É importante definir que profissionais irão realizar as orientações e em que momento.
- **Continuidade do cuidado.** Verificar que profissionais serão necessários para a continuidade dos cuidados, em que local esses profissionais podem ser encontrados, quem agendará as consultas e de que forma a equipe do hospital poderá contato com os profissionais do próximo nível de cuidado na rede.
- **Transporte no momento da alta.** Verificar o tipo de transporte necessário para a alta, se a família tem condições de providenciá-lo e identificar quem ficará responsável por essa tarefa.

RECURSOS DE DESOSPITALIZAÇÃO

A alta não pressupõe que o paciente esteja completamente recuperado, mas que esteja apto a ser transferido para outro nível de cuidado. O hospital não deve ser visto como o único recurso responsável pelos cuidados nos momentos de agudização e de recuperação.

Numerosos recursos podem ser utilizados como alternativa à hospitalização ou como estratégia de desospitalização. É importante que os profissionais do núcleo de gestão de alta mapeiem a Rede de Atenção à Saúde na qual estão inseridos a fim de identificar a disponibilidade desses recursos e estabelecer canais de comunicação efetivos com essas unidades ou equipes.

TRANSIÇÃO DE CUIDADOS

Uma vez que o plano de alta tenha sido formulado e a possibilidade de saída ou transferência do hospital tenha sido confirmada, a equipe passa a trabalhar na transição de cuidados, um conjunto de ações para promover a transferência entre diferentes níveis de atenção no tempo adequado e de forma segura, evitando lacunas entre os serviços e os prestadores. Assim, a desospitalização não deve ser vista como um processo que se encerra, mas que continua em outro nível.

Um dos elementos centrais da transição de cuidados é a confecção de um relatório. No modelo tradicional, o paciente leva consigo apenas um resumo de alta, restrito a diagnósticos e tratamentos médicos. Essas informações não são suficientes para garantir a continuidade dos cuidados em idosos frágeis, nos quais os aspectos mais importantes estão relacionados ao desempenho funcional, desempenho cognitivo, aspectos psicossociais, definição de prioridades, medidas para evitar a reinternação precoce e intervenções de reabilitação.

Quando se restringe aos diagnósticos médicos, o relatório de alta deixa de atender às necessidades fundamentais do idoso frágil. Assim, no contexto desse programa, sugerimos que um relatório de transição de cuidados seja confeccionado de forma estruturada, a ser padronizada dentro do serviço. Nos locais que contam com um gestor de casos, esse profissional fica responsável pela elaboração do relatório. Já nos modelos com outros formatos, a equipe deve se organizar para a função de acordo com aspectos práticos das suas rotinas.

Na Tabela 15.2, listamos pontos fundamentais de um relatório de transição de cuidados.

Tabela 15.2. Informações importantes para uma transição de cuidados segura

- Descrição das principais alterações encontradas na AMPI realizada no momento da admissão
- Evolução funcional (ex.: deambulação, banho): como era o desempenho funcional antes da internação, como estava no momento da admissão e como está no momento da alta
- Evolução cognitiva: como era o desempenho cognitivo no momento da admissão, se apresentava delirium na admissão ou se apresentou durante a internação e como está no momento da alta
- Quadro de reconciliação medicamentosa: lista de medicações que foram iniciadas, que foram mantidas, que tiveram a sua dose modificada ou que foram interrompidas
- Seguimento após a alta: encaminhamentos realizados, consultas e exames agendados
- Exames pendentes que devem ser checados após a alta (ex.: culturas, biópsias)
- Pontos de atenção que devem ser monitorados após a alta
- Lista de possíveis complicações após a alta e o que deve ser feito caso ocorram
- Telefones nos quais os profissionais de referência da equipe podem ser encontrados no período pós-alta, caso seja necessário um contato para resolver dúvidas

CONCLUSÃO

A transição de cuidado adequada contribui para melhores resultados assistenciais e qualidade de vida aos pacientes, além do impacto direto sobre a redução da reinternação hospitalar e dos custos associados aos cuidados de saúde.

Identificar as necessidades do paciente, principalmente do idoso, garantindo o esclarecimento e envolvimento familiar, assegura a continuidade do cuidado.

Diante desse cenário, instituições que contam com equipes de desospitalização, tem um diferencial na gestão de altas dos pacientes internados.

Referências

1. Huyse FJ, et al. "INTERMED": a method to assess health service needs. I. Development and reliability. Gen. Hosp. Psychiatry., v. 21, n. 1, p. 39-48, 1999.
2. Weber B. Tradução, adaptação transcultural e validação do método intermed para a Língua Portuguesa: estudo em pacientes hospitalizados. 2012. 175 f. Tese (Doutorado em Enfermagem) – Escola de Enfermagem da Universidade de São Paulo, São Paulo, 2012.
3. Schubert CC, et al. Implementing Geriatric Resources for Assessment and Care of Elders Team Care in a Veterans Affairs Medical Center: Lessons Learned and Effects Observed. J. Am. Geriatr. Soc., v. 64, n. 7, p. 1503-1509, 2016.

15.1 Desafios da Desospitalização da Pessoa Idosa (Contexto Social)

Evelin Simão Sanches

O Artigo 196 da Constituição Federal de 1988, garante que a saúde é um direito de todos e dever do Estado, bem como o acesso igualitário às ações e serviços para sua promoção, proteção e recuperação[1]. A Política Nacional do Idoso - PNI, através da Lei nº 8.842/94, é o marco referencial para as ações voltadas a população idosa no Brasil. De acordo com o Artigo 1º tem por objetivo assegurar os direitos sociais à pessoa idosa, criando condições para promover sua autonomia, integração e participação efetiva na sociedade[2]. Em 2003 entra em vigor o Estatuto do Idoso, Lei Nº 10.741/2003, que em julho de 2022 recebeu alteração em seu nome pelo projeto de Lei Nº 3.646/2019 substituindo as expressões "idoso" e "idosos" pelas expressões "pessoa idosa" e "pessoas idosas", respectivamente, promovendo a inclusão e combate ao preconceito. Fica estabelecido no Artigo 2º que[3]:

A pessoa idosa goza de todos os direitos fundamentais inerentes à pessoa humana, sem prejuízo da proteção integral de que trata esta Lei, assegurando-lhe, por lei ou por outros meios, todas as oportunidades e facilidades para preservação de sua saúde física e mental, e seu aperfeiçoamento moral, intelectual, espiritual e social, em condições de liberdade e dignidade.

A universalidade, a equidade e a integralidade, são os princípios que norteiam o Sistema Único de Saúde - SUS. O princípio da universalidade menciona que a saúde é um direito de cidadania de todas as pessoas e cabe ao Estado assegurar este direito, sendo que o acesso às ações e serviços devem ser garantidos a todas as pessoas, independentemente de sexo, raça, ocupação ou outras características sociais ou pessoais. A equidade tem como objetivo diminuir as desigualdades, apesar de todas as pessoas possuírem direito aos serviços, as pessoas não são iguais e, por isso, têm necessidades distintas. Em outras palavras, equidade significa tratar desigualmente os desiguais, investindo mais onde a carência é maior. E o princípio da integralidade considera as pessoas como um todo, atendendo a todas as suas necessidades. Para isso, é importante a integração de ações, incluindo a promoção da saúde, a prevenção de doenças, o tratamento e a reabilitação. Neste aspecto, destacando o princípio da integralidade, a desospitalização surge como estratégia para além da rotatividade de leitos dos hospitais, mas também na humanização do cuidado, tendo o ambiente domiciliar como um agente de promoção de saúde, qualidade de vida, autonomia, fortalecimento de vínculos e protagonismo[4.]

As demandas direcionadas a população idosa exigem a compreensão das mudanças vivenciadas nessa fase de vida. Durante o período de internação, tanto o paciente como os familiares podem apresentar diversas necessidades, a atuação do Assistente Social se dá a partir da avaliação, acompanhamento e diagnóstico social da problemática apresentada, no intuito de orientar, acolher, além de articular com os membros da equipe e demais serviços de saúde. Tratando-se especificamente do processo de desospitalização, o acompanhamento deve ser iniciado o mais precocemente possível, buscando identificar o principal responsável pelos cuidados e monitoramento do paciente em ambiente domiciliar, bem como os insumos e serviços necessários para o suporte adequado em domicílio, podendo ser requisitados via operadora de saúde ou seguro saúde, modalidade particular ou através do Sistema Único de Saúde – SUS[5.]

Toda a equipe de saúde envolvida no cuidado precisa estar alinhada com o planejamento proposto, sendo primordial confirmar que os insumos e serviços estejam disponíveis no momento da alta hospitalar. Para compreender as possibilidades de intervenção para uma desospitalização segura, a seguir detalharemos algumas alternativas de articulação destacando 4 eixos principais: Saúde Pública, Saúde Suplementar, Assistência Social e Ministério Público.

SAÚDE PÚBLICA

As Unidades Básicas de Saúde – UBS, são a porta de entrada para solicitação dos serviços públicos, desde os mais básicos até os mais complexos, além das unidades específicas para retirada de medicação de alto custo, dietas entre outros. Dentre os insumos e serviços mais solicitados destacamos:

- Oxigenoterapia;
- Fraldas;
- Medicação de alto custo;
- Hemodiálise;
- Antibioticoterapia;
- Fisioterapia;
- Fonoaudiologia;
- Visita médica e de enfermagem;
- Nutrição parenteral ou enteral;
- Cadeira de rodas;
- Cadeira de banho;

Além das orientações quanto aos serviços citados, é possível também acionar a UBS do território para realização de visitas domiciliares e acompanhamento quando identificado alguma demanda específica, como suspeita de abandono, situação de violência, entre outros. Ainda na articulação com a Unidade Básica de Saúde, com foco na Assistência Domiciliar, o programa Melhor em Casa, é indicado para pessoas que estão restritas ao leito e necessitam de tratamento, são considerados 3 modalidades:

- **Modalidade AD1 – atendimento realizado pela Unidade Básica de Saúde:** destina-se a pacientes que possuam problemas de saúde controlados/compensados e com dificuldade ou impossibilidade física de locomoção até uma unidade de saúde; e/ou pacientes que necessitem de cuidados de menor intensidade, incluindo os de recuperação nutricional[6].
- **Modalidade AD2 e AD3 – pelo Serviço de Atenção Domiciliar (SAD):** **AD2:** usuários com dificuldade ou impossibilidade física de locomoção e que necessitem de maior frequência de cuidado, como: doenças crônicas agudizadas, doenças crônicas degenerativas, afecções agudas, cuidados paliativos e/ou outras situações[6].
- **AD3:** usuários semelhantes aos da AD2, mas que façam uso de equipamentos específicos. São pacientes de maior complexidade que dificilmente terão alta dos cuidados domiciliares[6].

Os casos de maior complexidade, AD2 e AD3, serão acompanhados pelas Equipes Multiprofissional de Atenção Domiciliar (EMAD) e de Equipes Multiprofissional de Apoio (EMAP) 6.

SAÚDE SUPLEMENTAR

A Agência Nacional de Saúde Suplementar – ANS, criada em janeiro de 2000 pela Lei Federal N°9.661, é responsável pela regulação dos serviços de saúde privados. A atenção domiciliar na saúde suplementar não é parte do rol de procedimentos obrigatórios e nem é regulada pela ANS, contudo as operadoras de saúde em geral optam por ofertar esse serviço aos seus clientes, utilizando critérios próprios de elegibilidade10. Após a estabilização clínica do paciente, o serviço de Home Care pode ser solicitado para a operadora de saúde, os critérios são avaliados através das tabelas de complexidade: ABEMID ou NEAD, a partir daí inicia-se o Plano de Atenção Domiciliar – PAD, os serviços prestados em domicílio ou em Instituições de Longa Permanência para idosos – ILPIs, costumam ser executados por uma empresa terceirizada contratada pela própria operadora de saúde.

É importante ressaltar que a transição do cuidado não está restrita apenas ao domicílio, pode ocorrer também para outras instituições como:

- Instituição de Longa Permanência para Idosos – ILPI: Destinada ao acolhimento de pessoas idosas, podendo ser ofertada via SUS aos pacientes em vulnerabilidade social, bem como na modalidade particular, custeada pelo paciente ou familiares.

- Hospitais de transição: Oferece suporte as pessoas que necessitam de reabilitação e não mais de cuidados em hospital geral.

ASSISTÊINCIA SOCIAL

No âmbito da Assistência Social, o CRAS – Centro de Referência de Assistência Social, possibilita o acesso da população aos serviços, benefícios e projetos de assistência social, tais como os benefícios de transferência de renda, dentre eles:[7]

- Bolsa Família;
- Benefício de Prestação Continuada – BPC.

O CREAS - Centro de Referência Especializado de Assistência Social, é o Serviço voltado ao atendimento as vítimas de violência, violação de direitos ou risco a vida como:[7]

- Violência;
- Abandono;
- Negligência;
- Situação de rua.

Ainda na rede socioassistencial, a população idosa pode ser atendida por meio dos serviços e programas[8]:

- Núcleos de Convivência do Idoso - NCI;
- Centro de Referência da Cidadania do Idoso- CRECI;
- Centro Dia para Idosos – CDI;
- Centro de Acolhida Especial – CAE;
- Instituições de Longa Permanência para Idosos – ILPIs;
- Serviço de Alimentação Domiciliar para Pessoa Idosa.

MINISTÉRIO PÚBLICO

O Ministério Público pode ser acionado quando a pessoa idosa estiver em situação de risco, neste contexto podemos considerar o paciente que não tem família ou cujas famílias estejam, ausentes.[9]

Analisando a atuação do Assistente Social por uma ótica mais ampla, o profissional tem como principal instrumento de trabalho dentro do processo de desospitalização, a articulação com diversos serviços públicos e privados, com objetivo de suprir ou amenizar a insuficiência de recursos apresentas. Embora a grande maioria dos pacientes internados em instituições privadas tenham acesso aos planos de saúde, sobretudo, partindo do princípio que a rede pública é um direito de todos, o recurso também é utilizado como mecanismo de garantia de direitos, independente de classe social. Neste contexto é possível conhecer a amplitude da atuação profissional no processo de desospitalização, no qual torna-se imprescindível o planejamento e diagnóstico das necessidades de cada paciente.

O processo de desospitalização precisa ser realizado de maneira multidisciplinar, para que o paciente, familiares ou demais membros de sua rede de apoio estejam comprometidos com a nova rotina que se instala, estes que comumente trazem posicionamentos contrários a internação domiciliar, tendo em vista o medo de não conseguir cuidar de forma adequada, por não ter rede de apoio o suficiente para suporte e revezamento das tarefas, motivos financeiros, entre outros. Sendo que os conflitos familiares são pontos de destaque ao longo da jornada e que se faz presente no cotidiano profissional, seja pela negativa quanto a responsabilidade do cuidado, seja por conflitos já existentes e que possam afetar o paciente emocionalmente ou fisicamente. Neste contexto a mediação de conflitos, reuniões familiares, acolhimento e orientações costumam ser eficazes, aliados às estratégias para enfrentamento da situação, bem como o fortalecimento de vínculos e ações educativas voltadas à conscientização das responsabilidades e deveres junto a pessoa idosa, alinhados a perspectiva da garantia de direitos.

O Art.3° do Estatuto da Pessoa Idosa prevê que: é obrigação da família, da comunidade, da sociedade e do Poder Público assegurar à pessoa idosa, com absoluta prioridade, a efetivação do direito à vida, à saúde, à alimentação, à educação, à cultura, ao esporte, ao lazer, ao trabalho, à cidadania, à liberdade, à dignidade, ao respeito e à convivência familiar e comunitária[3].

Este cenário torna-se ainda mais desafiador à medida que cada vez mais as pessoas idosas estarão sozinhas. Para suprir essa demanda é essencial o fortalecimento de ações que contribuam para sua autonomia e de profissionais que colaborem efetivamente com a garantia de direitos dessa população, atuando na promoção do envelhecimento com dignidade.

Referências

1. Brasil. Constituição (1988). Constituição da República Federativa do Brasil. Brasília, DF: Senado Federal; 1988
2. O desenvolvimento de políticas públicas de atenção ao idoso no Brasil,2012. Disponível em: <https://www.scielo.br/j/reeusp/a/6DXDrLCthSrj5r9V7KHm5Nq/?format=pdf&lang=pt>
3. Brasil. Ministério da Saúde. Estatuto da Pessoa Idosa. Lei n° 10.471, de 1° de outubro de 2003.
4. Ministério da Saúde. Desospitalização. Reflexões para o cuidado em saúde e atuação multiprofissional. Brasília DF,2020. Disponível em: <https://bvsms.saude.gov.br/bvs/publicacoes/desospitalizacao_reflexoes_cuidado_atuacao_multiprofissional.pdf>
5. CFESS. Conselho Federal de Serviço Social. Parâmetros para Atuação de Assistentes Sociais na Saúde. Grupo de trabalho serviço social na saúde. Brasilia, março de 2009. Disponível em: < https://www.cfess.org.br/arquivos/Parametros_para_Assistentes_Sociais_na_Saude_-_versao_preliminar.pdf>

6. Cidade de São Paulo Saúde. Modalidades da Atenção Domiciliar,2023. Disponível em: < https://www.prefeitura.sp.gov.br/cidade/secretarias/saude/atencao_basica/index.php?p=350244>
7. Cidade de São Paulo. Assistência e desenvolvimento social,2023. Disponível em: < https://www.prefeitura.sp.gov.br/cidade/secretarias/assistencia_social/protecao_social_especial/index.php?p=2003>
8. Cidade de São Paulo. Assistência e desenvolvimento social,2023. Disponível em: <https://www.prefeitura.sp.gov.br/cidade/secretarias/assistencia_social/idosos/index.php?p=317038>
9. Ministério Público do Estado de São Paulo. Guia Prático de Direitos da Pessoa Idosa,2013. Disponível em: <https://www.mpsp.mp.br/portal/page/portal/Cartilhas/Guia%20Pratico%20de%20Direitos%20da%20Pessoa%20Idosa.pdf>
10. O direito à saúde: desafios revelados na atenção suplementar,2019. Disponível em: <https://www.scielo.br/j/sausoc/a/63n9VWwbmvpctbB5zC5ySVv/?lang=pt>